pH7.2
解開你的體質密碼

陳俊旭博士教你養成不生病的鹼性體質力

5.5 5.8 6.0 6.2 6.4 6.6 6.8 7.0 **7.2** 7.4 7.6 8.0

suncolor
三采文化

推薦序

Commendation

為大眾開啟健康大門

欣見陳博士又再度出書。在《pH 7.2 解開你的體質密碼》中，陳博士以專業角度解析營養學和化學探討的酸鹼觀念之不同，對應「無毒的家」認為追求健康應對人體的生理、生化反應具備基本認識，有一完整的整理。多年來，「無毒的家」一直在教育大眾如何遵循自然法則來達到身心健康，其中包含體質的酸鹼平衡、自律神經平衡、酵素運作、消化代謝……等。陳博士在書中，不僅鉅細靡遺地解析酸鹼的迷思，還以淺顯易懂的DIY檢測，剖析人體酸鹼體質的知識。本書的出版讓大眾擁有專業且詳盡的健康參考書。

陳博士的前作《吃錯了，當然會生病！》，對許多食材做了深入剖析。他在書中所提到的氫化油、椰子油、亞麻仁油……等油脂使用觀念，正是我們希望大眾都能執行的重要觀念，能正確地選用食材，才是健康生活的基礎！

從《吃錯了，當然會生病！》，到《pH 7.2 解開你的體質密碼》，陳博士不論在正確選擇食材或人體酸鹼（pH）值的概念上，都提供大眾一個最專業且完整的整理，期待在陳博士的引導下，能為更多人開啟吃出健康、活得自在的健康之鑰！

無毒的家國際連鎖　首席食療顧問

王康裕 藥師

健康必須從生活實踐開始！

多年來，在我推廣生機飲食的經驗中，常有學員問我「到底該如何選擇調味料與食材，才能吃得更健康呢？」由此可見，如何運用天然、無污染的食材，包含選用的油品、調味料，來照料全家人的健康，就顯得非常重要了。

其實，我們一直希望自己及親朋好友獲得健康，透過陳博士的第一本書，讓這些平日在廚房裡辛勞烹調的媽媽們了解到健康的第一步，必須從廚房開始、從選擇好油開始。藉由飲食新觀念的建立，讓正確飲食習慣開始深入廚房及家庭，相信我們一定能活得健康又充滿喜悅。

這次看到陳博士出版與酸鹼體質有關的健康新書，真的非常開心。因為，許多時候我們身體的酸鹼狀態，也是與我們的飲食習慣密切相關的。在《pH 7.2解開你的體質密碼》中，不僅清楚地告訴讀者何謂酸鹼體質，更教導讀者以科學方法來檢測與調理體質。

這是一本讓我們透過認知的改變而去達成健康的好書。期待大家讀完後，能對體質的酸鹼有更進一步的正確觀念，並持續實踐自然健康的飲食態度，為自己與家人儲蓄一輩子的幸福能量。

最後，祝福大家都能擁有健康且快樂的人生！

棉花田生機園地／創辦人

翁湘淳 合十

健康長壽的祕笈

非常高興透過內人的推薦，能邀請陳俊旭博士來到臺灣師大演講。因其演說內容豐富精彩、切中時弊，所以我們熱烈邀請他來做專題演講，期盼衛教系的師生，在健康領域中能走出理論、更為落實於自我的健康照護！

每一次陳博士的演講都使聽眾受益無窮，特別他談到食用油的問題，更是一針見血地指出，民眾慢性病之主因多為國人的「錯誤用油」！相信只要國人有正確的用油觀念，健康長壽將是我們人生的寫照！

陳博士的前兩本書，有著教科書所不見的資料和其獨到的見解，已成為我隨手翻閱的資料，也時時提醒自己要有健康的飲食和作息！

而陳博士的第三本書，亦是理論實務並重，深入淺出地破解似是而非的健康謬思，使我終於釐清酸性、鹼性中西醫的理論，書中並有許多可依循的「恢復健康鹼性體質」的健康招數，是值得國人珍藏、細讀、演練的健康祕笈！

國立臺灣師範大學
健康促進與衛生教育學系教授兼系主任
葉國樑

值得你一讀的好書！

現代人越來越注重健康養身，因此市面上也出現各式各樣琳瑯滿目的養生觀念。不論是從運動或是從飲食（潘老師更重視愉快的心），其最終目的都是希望可以擁有健康長壽的身體、讓自己在老年生活中可以不拖累家人子孫、自由行動。

身體的「酸鹼平衡」一直是個非正統醫學界的熱門話題，可說是歷久不衰，除了體質有酸鹼外，甚至連食物也有酸鹼，讓許多人十分好奇其中的道理，但從來沒有一個人或一本書能把這個題目講清楚。陳俊旭博士看得起我，邀請我為他的新書作序，我也負責任地拜讀了草稿內容，書中他為讀者詳細說明「酸鹼體質」的可能理論（Proposed mechanism or Hypothesis），也教導讀者自我檢測體質的簡易方法。基於二十幾年在醫學院教書與研究的經驗，我覺得陳俊旭兄提出的論點是我看過比較合理的假說。

此外，陳博士還在書中分享多種養成弱鹼性健康體質的方法，包括飲食、運動等，因為每一項都是自然且不用花錢的，因此忙碌的現代人都可以輕鬆實行。

在此，很開心見到這樣有創意與內容的好書付梓，值得一讀。

國立陽明大學醫學院藥理教授
臺北市議員
潘懷宗 博士

以有機生活迎向健康！

人，總是要到失去了，才懂得珍惜擁有的；等到失去健康，才知道健康的可貴。

以前，我們認為「陽光、空氣和水」是老天恩賜取之不盡、用之不竭的資源；可是曾幾何時，臭氧層被破壞、空氣被污染、水也嚴重缺乏。甚至要面對「不敢面對的真相」——我們所居住的地球有一天真的有可能會毀滅，人類將永遠失去所賴以維生的家園。「大量栽種、過度消費」的生產與生活方式，不但破壞了環境，也戕害了人類的健康。「有機栽種，有機生活」是改變自己與改變世界的第一步，在改變之前，我們必須先從了解自己開始。

經過媒體的報導，幾乎人人都知道「酸性體質＝生病」，可是什麼是酸性體質？是血液酸性？還是什麼酸性？又要怎樣讓酸性體質改變成鹼性體質？

陳俊旭博士在他的新書《pH7.2解開你的體質密碼》中提到，鹼性體質人要過的生活是，吃有機的食物、養成良好的生活習慣，避開不良的生活環境，健康的情緒管理……等；總而言之，就是要過「有機的生活」，跟《有機誌》一向提倡的生活完全一致，除了恭喜陳博士的新書出版外，我也很樂意向讀者推薦這本書

《有機誌》月刊總經理

蕭順允

最簡單的健康改善法——調整酸鹼體質！

這是一本創新的書，告訴大家如何檢測酸鹼體質，把身體調成弱鹼性，以維持健康。

很多人問我，為何要寫這本書呢？因為二十餘年來，我藉由中醫與自然醫學恢復健康，雖然逐漸步入中年，但感覺卻比青少年時期更有體力。孟子說：「獨樂樂，不如眾樂樂！」我既然把自己調得很好，也很想推己及人，幫助大家。

很多人希望我用簡單的方法，就把他的病治好，這點挺難的。因為真理雖然單純，但每個人體質、環境、個性、飲食、生活形態、壓力來源都不一樣，要幫助一個人恢復健康，不是簡單幾句話就可以辦到。但是，現代人講求速效，希望醫師用儀器檢查完，開一顆神奇藥丸就把病治好，這樣的期望未免太高。

雖說如此，我還是想找一個折衷的辦法。一年多前，我發覺「酸鹼體質」大致可以滿足這個要求。雖然它不是自然醫學最精華的部分，但卻容易理解、操作簡單，三秒鐘就知道答案，更有客觀數字可供參考。

這本書所提到的酸鹼理論和檢測方法還很原始，不可能百分百正確。台灣人普遍迷信「百分百正確」，甚至專家學者也不例外，因為從小求學過程就被灌輸「標準答案」這個錯誤觀念！老師、專家說的一定正確嗎？《大英百科全書》是由全球一三〇個國家，

集結四千名專家學者共同執筆所完成，但《NATURE》雜誌卻調查發現，這套書的平均出錯率是每篇文章二・九二個錯誤。連全世界最權威的百科全書都會出錯，何況是一般的科普書籍？

二十世紀學術理論家卡爾・波普爾（Karl R. Popper）提出一個重要哲理，就是科學有「可錯性」，因為人無法證明任何一個科學理論完全無誤。這個哲理對於生長在極權或封建制度下的人而言，是不可思議的，因為他們的腦中充滿規條，從小就被教導「在規條以外都是錯的」。只要我們認清這個事實，看到連《大英百科全書》都會出錯時，就不會大驚小怪了。

從通俗的角度來看，這是一本還算正確的書。但是從嚴謹的科學角度來看，不可諱言，這會是一本需要修正的書。酸鹼理論雖然已萌芽一百年了，但是現在才有機會接近主流醫學。本書只是拋磚引玉，希望引起學者專家的興趣，多做實驗，來揭開酸鹼體質的神祕面紗，讓這個理論更加健全，以造福眾生。

本書的寫成，要感謝許多自然醫學的前輩，例如美國薛爾曼醫師、費格森醫師、衛特畢醫師、克里斯托醫師的直接教導，以及莫爾特醫師、日本西崎弘太郎博士的間接啟發，讓書中理論能形成一個基本架構。也要感謝舍妹陳怡靜營養師的鼎力相助，不但幫忙構思鹼性食譜，同時也親自下廚，煮出健康美味的菜餚，經專業攝影得以呈現在這本

書的書末。

如何有任何不週全的地方，敬請各方賢達多多指教。若果有不清楚之處，也歡迎上我的網站或部落格查詢。我的網址是www.DrJamesChen.com。

二〇〇八年八月一日 寫於美國加州矽谷

陳俊旭

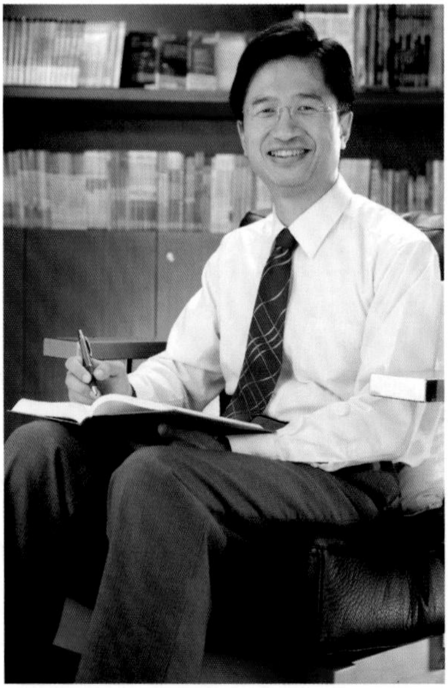

目錄

CONTENTS

CHAPTER 1 酸鹼觀念大破解！

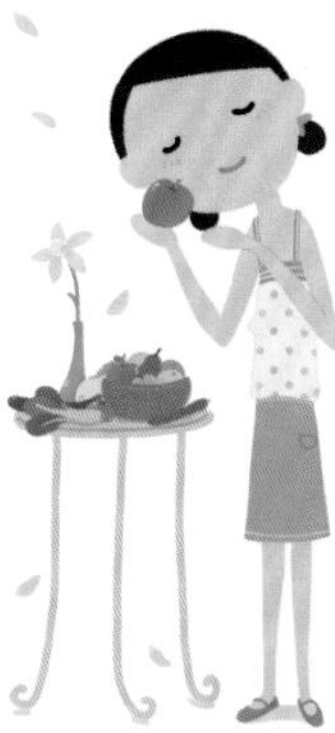

CHAPTER 2 酸鹼體質檢測DIY！

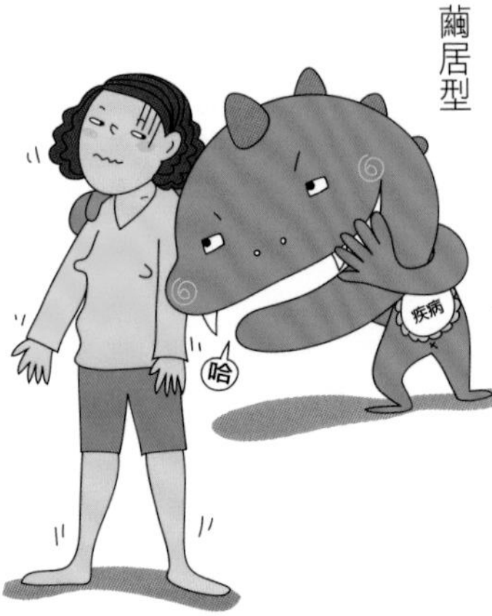
疾病
哈

CHAPTER 4 酸鹼體質，飲食大不同！

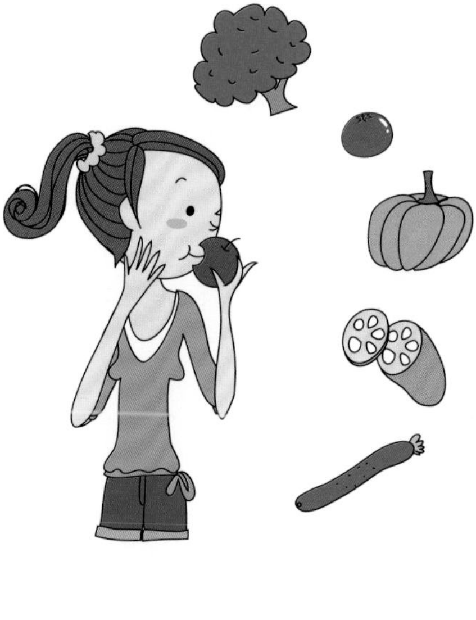

CHAPTER 1 酸鹼觀念大破解！

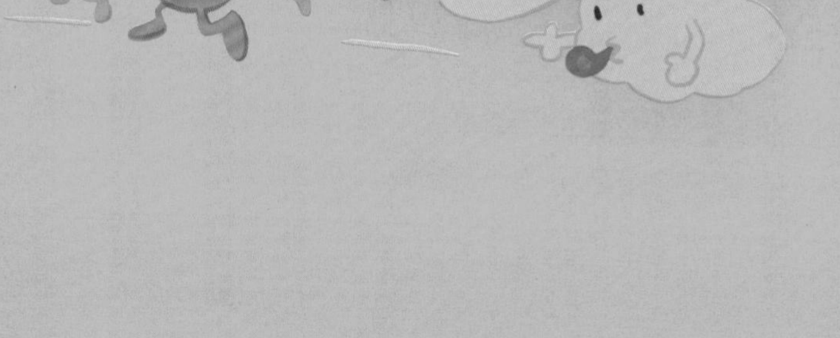

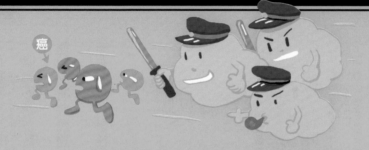

體質有分酸鹼？

體質真的有分酸鹼嗎？對身體會造成什麼影響呢？

體質酸溜溜等於生病?!

近年來，坊間正在流行如何把「酸性體質」調養成「鹼性體質」的說法。說「酸性體質是百病之源」，而且還提倡要服用某些營養產品，才能把體質調為鹼性。到底這樣的說法正不正確？難道人的體質真的有酸鹼之分嗎？如果有，真的可以把酸性體質調成鹼性體質嗎？

醫學院教科書很少提到「酸鹼體質」這種觀念。一般醫學院說的是「血液」的酸鹼，每一位醫師都曉得人體血液的酸鹼值非常穩定，而身體裡的腎臟、肺臟，各有一套穩定的緩衝系統，可以把血液控制在很穩定的範圍，血液怎麼可能太酸呢？

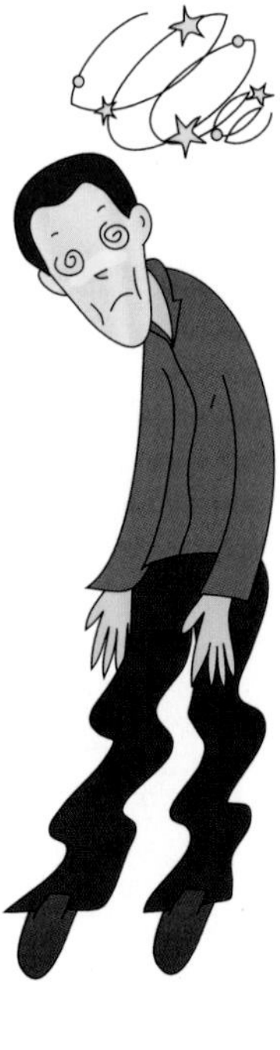

醫學上的酸鹼定義

其實，醫師說的也沒錯，身體血液的確必須維持在穩定的弱鹼性（介於pH 7.35至pH 7.45之間），如果血液太酸，就會導致「酸中毒」；如果太鹼，就會「鹼中毒」，兩者都會危及生命。因此，人體會利用肺臟、腎臟的功能，精密地調理血液中的酸鹼值。

但是，除了血液之外呢？體內其他部分的酸鹼值又是如何？

淋巴液呢？淋巴管密佈全身，裡面充滿液體，這些淋巴液的酸鹼度是多少？

人的身體共有六十兆個細胞，每個細胞內與細胞外的酸鹼值一樣嗎？

細胞與細胞之間，有個叫做「間質」的廣大空

間，占身體很大的比例，它的酸鹼值又是多少？

身體有很多器官會分泌液體，這些液體的酸鹼值又是多少？都一樣嗎？

各種液體之間的酸鹼值有無關聯？會互相影響嗎？這些液體的酸鹼值會不會太酸或太鹼？如果會的話，對身體會不會造成影響或傷害？

為何這些問題沒有人提出來？健康教育課本或醫學院的教科書，為何沒有解釋清楚呢？

這些液體在身體所占的比例，比血液多得多，更多的生化反應都是在這些液體裡進行，如果酸鹼失衡，這些生化反應就不能順利進行。

◎醫學界不關心血液以外的酸鹼數值

一百年來，歐、美、日各國陸續有許多學者對體質的酸鹼提出各自的看法，也提到酸性體質對健康會造成怎樣的負面影響，但是這些論點一直未受到主流醫師的重視。

臨床醫學所重視的是血液中的酸鹼值，以及如何搶救「酸中毒」及「鹼中毒」的危急病人。對血液之外的體液就頗為忽略，因為體液的酸鹼，對生命不會有立即性的危害。

可是，如果體液的酸鹼值，一直處於失衡狀態，對身體會造成哪些影響？如果大部分的體液偏酸，身體是否會出現不適？會不會容易生病？有沒有哪些食物或哪些因素會使身體體液呈現偏酸性或偏鹼性？

人體除了血液之外，還有唾液、胃液、膽汁、尿液……等多種液體，這些液體的酸鹼值多少才是正常？會不會整體而言都偏酸了呢？

體質酸鹼如何判斷？

在最先進的營養學理論上，當我們說某個人是「酸性」或「鹼性」體質，我們所談論的是他這個人「全身體液」的「整體狀態」是偏酸性或偏鹼性，而不是看「血液」。這是一個非常非常重要的基本觀念，一定要搞清楚。

酸鹼值pH 7為中性，大於pH 7為鹼性，小於pH 7為酸性，儘管pH值的差距可能是小數點一位或

二位，實際上的差別卻很大。也就是說，當體液的pH值出現小數點改變，身體內的運作其實已經有了很大的波動，而pH值整數之間的差距更大，高達十倍！

醫學教科書的訓練，只教導如何看血液的酸鹼值，忽略血液以外的其他體液（例如淋巴液、組織液、內分泌液、細胞內液……等等）的酸鹼值。

一般生理學與病理學很清楚地告訴醫學生，正常人的血液一定會保持在pH 7.35至pH 7.45之間，每位醫師都知道血液太酸或太鹼是非常危急的事情，必須立即送急診，因此一般人的血液絕不可能出現pH 6.2這種數字。

所以，在現行醫學教育體制之下，謹守學校教誨的醫師都認為，人體並沒有所謂「酸性體質」與「鹼性體質」的分別，因為他們所談論的酸鹼，是在血液裡面。而我們本書所要談的，則是血液以外的酸鹼值。

◎監測「酸鹼」，等於是在監測健康！

人體裡除了血液，還存有各式各樣的體液，包括唾液、尿液、胃液、胰臟的胰液、肝臟的膽汁、存於淋巴管中的淋巴液以及存於血管與細胞之間的組織液，甚至是身體六十兆個細胞裡的細胞內液……等，這些豐富的、大量的、千變萬化的體液，值得許多生理學家或醫學家去深入探討它們的酸鹼值，才能一窺身體運作的全貌。

體液與酸鹼體質的親密關係！

通常成年人的體重中，有50～70%是體液（total body water），而體液有2/3是在細胞內，另外1/3是在細胞外；這1/3的細胞外液（extracellular fluid, ECF）由血液、組織液、淋巴液等所構成。如果一個成年人體重70公斤，他的總體液約45公斤，細胞內液約30公斤，細胞外液約15公斤。在細胞外液當中，血液占5公斤，而剩下的組織液（在細胞膜和微血管壁之間）占10公斤。（請見P18圖表全身的體液分布）

我們要知道，人體大部分的生化反應都是在這些體液中完成的，而不是在血液當中！這些體液酸鹼值的判斷，對於一個還沒到急診室報到的普通人而言，遠比血液中的酸鹼值更加重要。可是，會自行判斷的人又有多少？

我認為，每一個人必須要清楚了解自己各種體液的酸鹼變化，因為這些微小的體液酸鹼變化，與身體健康與否可說是息息相關。換句話說，體液「酸鹼的變化」直接反應出一個人「健康的變化」。如果你學會監測「酸鹼」，就等於是在監測「健康」。

◎體液如何調節體質酸鹼？

細胞內液和細胞外液的差別，就在於它們被細胞膜分隔開。而且細胞膜很有個性，會選擇性地讓某些物質通過或不通過，這叫做半通透性，也就是這種特性導致細胞內外的電解質和酸鹼度不一樣。

紅血球從大動脈、小動脈一路走到微血管

◎全身的體液分布（以體重70公斤為例）

細胞內液	細胞膜	細胞外液		
細胞內液（Intracellular fluid, ICF） 30公斤 pH7.0	細胞膜	**細胞外液**（Extracellular Fluid, ECF） 15公斤		
		組織液（Intertitial Fluid） 10公斤　pH1.0～8.5 淋巴液、唾液、尿液、汗液、胃液、胰液、膽汁、腦脊髓液、關節液、滑囊液、精液、前列腺液、陰道黏液（史氏腺）、陰道潤滑液（巴氏腺）、乳汁、以及其他許多內分泌液	微血管壁	**血液**（Plasma） 5公斤 pH7.35～pH7.45 動脈、靜脈、微血管裡面的血液

時，就走不過去了，再過去的液體叫做組織液（interstital fluid or tissue fluid），所以微血管壁內外除了組成物質不同之外，酸鹼值也不大一樣。

血液的pH值非常穩定，但是形形色色的組織液其pH值卻可能相差很懸殊，從胃酸的pH 1.0到膽汁的pH 8.5都有。話又說回來，大部分還是以弱鹼性居多，參考第18頁的圖表，這是因為大部分的生化反應還是需要在弱鹼的環境下比較有效率。

組織液如何新陳代謝呢？總不能像一灘死水吧！其實，組織液會慢慢匯集到淋巴管裡面，這時就稱作淋巴液（lymph）。淋巴液最後匯集到靜脈，進入體循環。

---

pH值最穩定的液體是血液，其次是細胞內液，最不穩定的是組織液。有人會問，為何造物主要讓組織液不穩定呢？

其實這是大自然的智慧，身體就是藉著組織液的不穩定性，去包容、堆積很多體內新陳代謝時，一時排不出去的老舊廢物，如果組織液再不收容它們，這些廢物要往哪裡去呢？總是要有個地方給它們暫時棲身吧！

雖說如此，我們還是不希望組織液裡面有太多廢物，趕緊把它們排掉會比較好吧？就像我們不希望家裡堆積很多垃圾，道理是一樣的。這些廢物越多，組織液就越酸，就變成我們所謂的「酸性體質」。

酸鹼檢測的兩大迷思！

關於酸鹼體質，民眾或坊間的書有一些不正確的觀念，我們一一來破除吧！

最近一、二十年來，在美國、德國、日本、中國、台灣各地，陸續推出了許多書籍，不但暢談「酸鹼體質」的觀念，甚至教導民眾如何檢測酸鹼體質。

但是，我從國內外各種管道收集了一、二十本相關書籍所觀察到的現象是，大多數作者的生理學基礎非常薄弱，而且以非醫學出身的居多，論述相當牽強，甚至還有許多貽笑大方的觀念。

在這些酸鹼書籍的錯誤觀念當中，有以下兩個最重大的迷思，有必要向各位讀者澄清，才不會以訛傳訛。

★ 迷思一 把血液與體液混為一談!?

很多書籍都提到多吃肉類和澱粉類，會增加**血液**中的磷、氮、氯，使**血液**變成酸性，甚至在**血液**中產生許多「酸毒」，這就是所謂的「酸性體質」。

也有很多書中提到，**血液**中充滿過多脂肪、蛋白質、膽固醇、二氧化碳、毒素，就會讓血液酸化。書中也提到很多現代人的血液太酸，常常在pH 7.0以下。

乍聽之下，好像沒錯，但是，任何唸過生理學的人都知道，人體的**血液**擁有非常穩定的「緩衝

◎關於血液與體液的循環

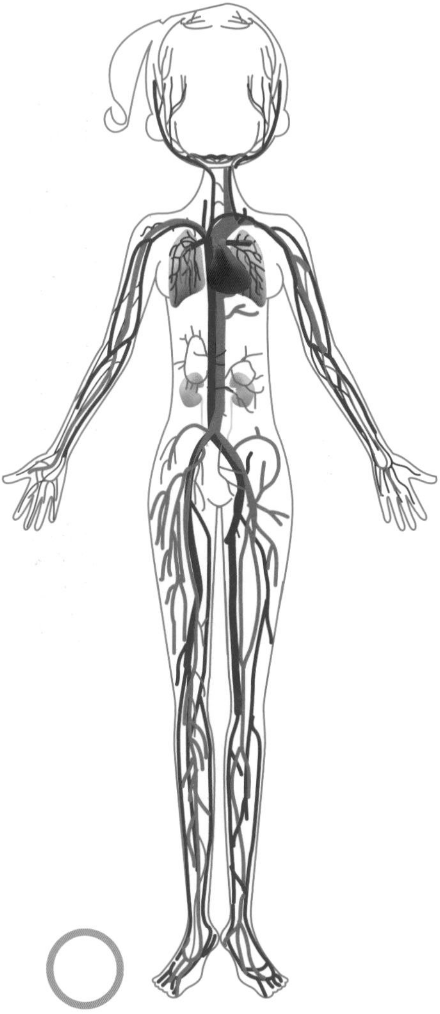

正確觀念：人體除了血液之外，還有其他體液存在，而這些體液的酸鹼才是本書的探討重點！

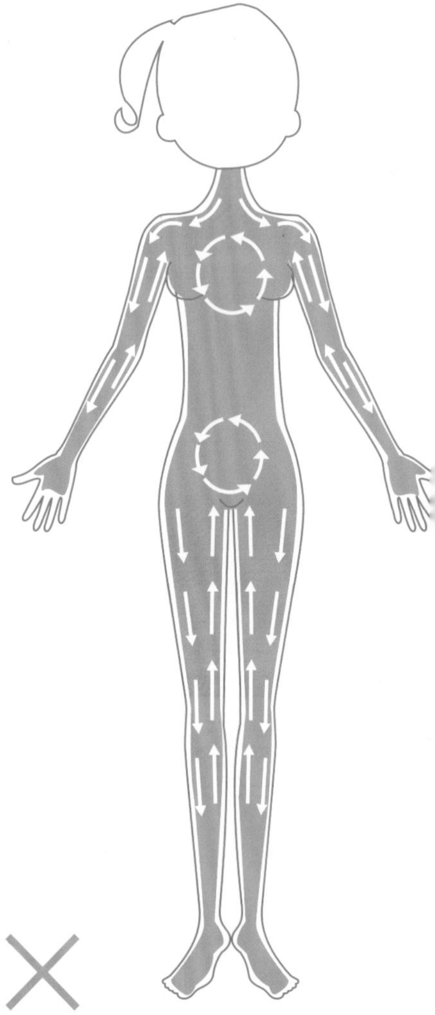

錯誤觀念：把血液與體液混為一談，將酸鹼值的探討放在血液中。

系統」，絕對不會讓血液太酸或太鹼，如果你還能吃飯、睡覺、走路、正常呼吸，就表示你的血液酸鹼值一定保持在pH 7.35至pH 7.45之間，如果超過這一個狹窄範圍，那麼你已經到達醫學上所謂的「酸中毒」或「鹼中毒」了，絕不可能好好地坐在這裡看書，而是已經躺在急診室的病床上，病懨懨了。

討論酸鹼數值，應在血液外的體液！

所以，血液的酸鹼變化不大，在人體精密纖細的組織結構當中，動脈、靜脈、微血管之外的那些地方，才是體液的酸鹼值有明顯起伏的地方。

我們喝水、喝湯、喝果汁，水分進入腸胃道，被帶到腸靜脈，經由肝臟，回到心臟，再由大動脈、小動脈、微血管，滲透到組織間液，有一些進入細胞裡，有一些回到淋巴管和小靜脈，再回到心臟循環全身，這就是一個人基本的血液循環，在生理學上稱之為「體循環」。

這一套血液循環的目的，就是把血液中的養分與氧氣，透過擴散與特殊的運輸方法，從血管帶到細胞裡面，也順便要把細胞裡的廢物與二氧化碳帶出來，送到腎臟、汗腺、消化腺、淋巴管、血管……，從尿液、汗液、糞便、呼氣中排放出去（如第23頁人體血液循環圖）。

除了上述這些液體，人體有還很多細胞與細胞之間的空間（叫做組織間質，matrix），充滿液體（通稱組織液，interstitial fluid）；也有很多空間，必須要用液體來避震，例如關節液、滑囊液、腦脊髓液；人體也有很多腺體會分泌消化液、黏液、內分泌液等等。上述這些都在血液的管轄範圍之外，也是我們該討論酸鹼體質的地方。所以，除非你是酸鹼中毒的急診病人，否則談論酸鹼的重點絕對不是在血液裡面，而是在其他體液，我們一定要搞清楚，才不會牛頭不對馬嘴、給人笑掉大牙。可惜，國內外大部分談論酸鹼體質的書籍，還是把血液與體液混為一談，真是誤導讀者大矣！

◎人體血液循環圖

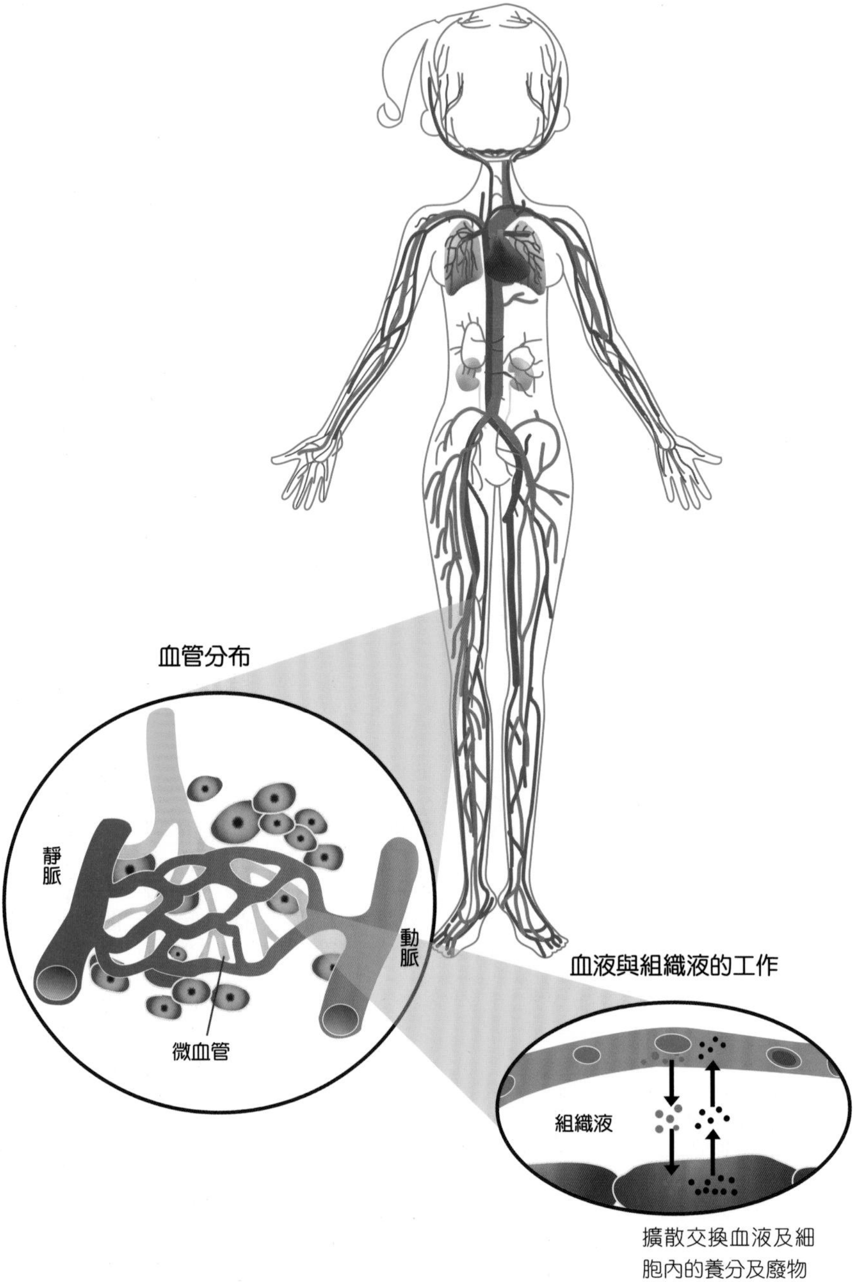

擴散交換血液及細胞內的養分及廢物

迷思二 只從尿液檢測體質酸鹼!?

很多討論酸鹼體質的書籍，號稱可以精確檢測酸鹼體質，用石蕊試紙沾一沾剛剛排放出來的新鮮尿液，好像很科學的樣子。他們宣稱，如果**尿液**是酸的，你就是酸性體質；如果**尿液**是鹼的，你就是鹼性體質。書上也告訴讀者，可以每天用這種方法監測身體酸鹼的變化，如果多吃蔬果或礦物質之後，每天起床測測**尿液**，就知道體質是不是從酸性恢復到鹼性的途中。

這是所有的酸鹼迷思當中最嚴重的一個。不幸的是，它也是最被廣為使用、廣為相信的觀念。我保守估計，國內外酸鹼體質的檢測法當中，幾乎八十%以上是用這一方法。

◎絕對錯誤的檢測方式！

這一種方法不僅錯誤，且錯得離譜，任何唸過生理學的人都知道為什麼。尿液不代表身體全貌，而且有時候，健康人的身體會為了要維持身體的鹼性，而把吃下去過多的酸化食物，例如大魚大肉、雞蛋牛奶、精製米飯等，藉由尿液排出來，所以尿液會因此呈現「健康的酸性」。

如此一來，不是很諷刺嗎？身體健康，尿液反而是酸的！如果按照坊間的迷思來看，尿液如果是酸的，就表示身體不健康，這與真實的情況可能是一百八十度相反。我再講一次，尿液如果是酸的，很有可能是身體健康的正常現象，絕對不是你身體太酸！

從唾液來看體液全貌！

所以，身體酸鹼的檢測絕沒那麼簡單，不能單看尿液代表一切！基於人道立場，我們不能解剖活人，來探測各種體液的酸鹼，也很難用侵入性的長針筒，刺入身體，去測量各種體液的酸鹼值，這樣實在太殘忍了，沒有必要！雖然這些殘酷的直接檢測法難以實行，但是，本書會詳細介紹各種間接的檢測方法和步驟，讓您透過客觀的唾液、尿液測試，以及一些特殊的挑戰測試，推

算出全身體液的總概況。

雖然是間接的方法，但是經由正統的自然醫學專家嚴謹設計，結論卻是相當準確。只要您有耐心，仔細推敲，一定會讓您對自己體內的酸鹼度，清清楚楚，一目了然。初學者可能會覺得稍微複雜，但是，您也可以先學習簡單的版本：「唾液測試」，就可以初略地代表身體體液的酸鹼值全貌。

所以，如果只選擇一種體液做代表，我會選擇唾液檢測，而不是尿液檢測。欲知詳情，下一節詳細分曉。用尿液來代表體液做酸鹼的判斷，是一個很嚴重的錯誤，也是很普遍的迷思，您一定要把這個觀念糾正過來。

極端錯誤的水桶理論！

幾年前，當我第一次看到這一個荒謬的尿液檢測迷思時，不禁回想起我小學一年級。那時我對人體的了解，還非常幼稚。天真的我以為肚子就是一個大水桶，吃什麼、喝什麼，食物就在水桶底層累積。如果吃太多，水桶會太滿。食物在水桶底層「慢慢消化」，時間一到，尿尿就從水龍頭（外生殖器）排出來，大便則從另外一個洞（肛門）排出來。所以，我小時候吃西瓜一定會吐西瓜子，以免西瓜子在肚子裡發芽，害怕它長成大樹把肚子撐破。現在看這一種幼稚的「水桶理論」當然覺得很可笑，但是，最近坊間大部分書籍「只從尿液檢測酸鹼體質」的觀念，卻是站在「水桶理論」上所推論出來的方法。這個單純的水桶觀念，很天真地以為如果體內是酸的，尿出來就是酸的；如果體內環境是鹼的，尿出來就是鹼的。

◎複雜的人體調節機制

有這麼簡單嗎？實際上，人體不但不是個大水桶，而且還有非常複雜的調節機制，有各種消化器官、排泄器官在裡面。尿液在腎臟形成，身體會把不要的物質，經過腎臟的過濾作用，從血液釋放到尿液裡。很多使身體變成酸性的物質，就

「體液」就是中醫所謂的「濕」嗎？

不一樣！體液確有其物，是真正存在的液體，例如唾液存在於口中，尿液由腎臟所製造；而中醫所說的「濕」是指水分的運化有障礙，是比較抽象的概念。體液是具體的實物，中醫的「濕」是抽象的運化，兩者不可混為一談。

◎人體的調節機制

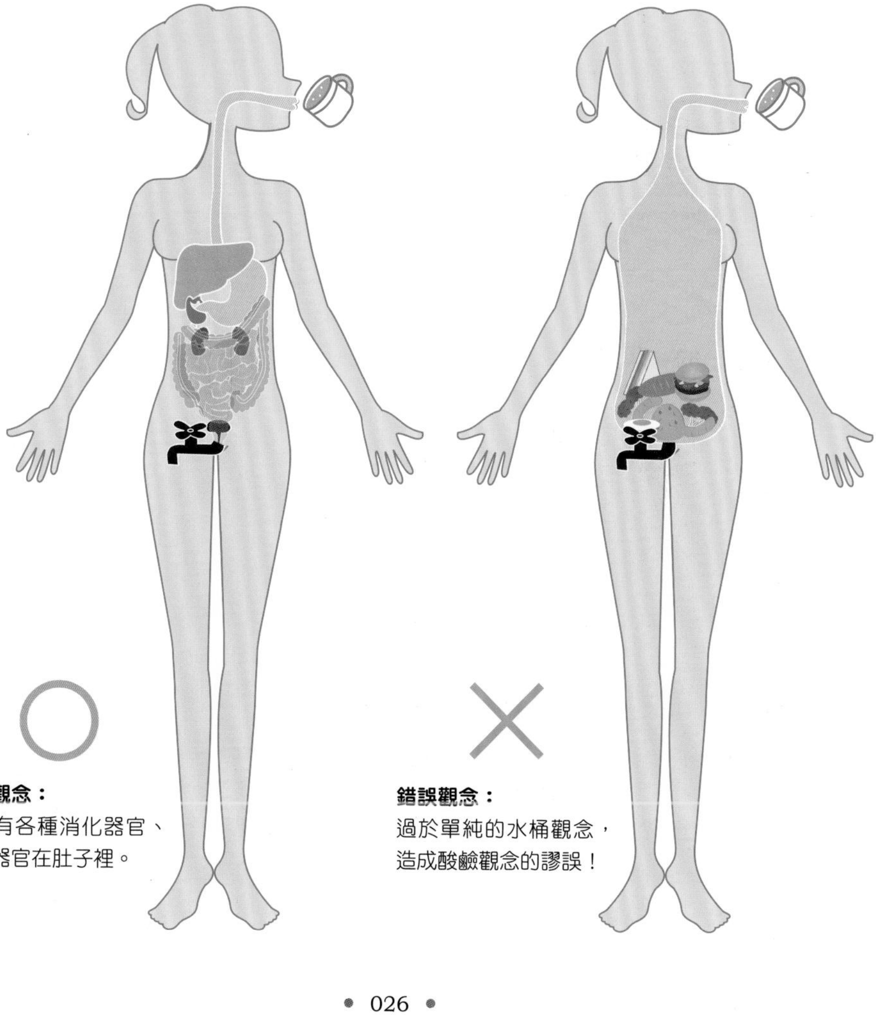

正確觀念：
人體有各種消化器官、排泄器官在肚子裡。

錯誤觀念：
過於單純的水桶觀念，造成酸鹼觀念的謬誤！

在這個時候跑到尿液當中。而腎臟還有回收的作用，很多對身體有益的成分，腎臟會很節儉地把它回收，不會輕易浪費掉，因為營養得來不易，要好好珍惜。所以，身體就是這麼奧妙，有複雜的消化、過濾、排泄、回收機制，絕對不是一個空空蕩蕩的水桶理論可以解釋清楚的。

★ 健康體質應呈pH7.2的弱鹼性

一般人在健康正常的狀態下，身體應該呈現弱鹼性，體液的酸鹼總平均值約為pH 7.2左右，以便維持各種機能正常運作。但現代人常受飲食、運動、心理壓力等各種因素影響，致使體質偏酸性，各種健康問題也開始讓人產生困擾，例如容易疲勞、抽筋、皮膚變差、有口臭或體味、腰酸背痛、尿酸沉澱、過敏、關節炎、自律神經失調、免疫力下降，甚至罹患癌症。

唾液是所有體液的代表

要測知體質的酸鹼值，可從唾液著手進行，因為它除了最能代表體液反應出人體的健康狀況，也最容易取得。

健康者的唾液應該為鹼性，其中必須有充分的鹼性物質，例如鈉離子、鉀離子、鈣離子、鎂離子等，不過大部分現代人經過實際測試之後，唾液卻多顯示為酸性。

如果一個人的體質為酸性，體液中的鹼性物質不夠，只好先調遣唾液中的鹼性物質來運用，此時唾液會因流失鹼性物質而呈現酸性，這就是很多現代人唾液呈酸性的主要原因。

我們可以將唾液想像成中央銀行的台北分行，唾液中的鹼性物質則是貨幣。中央銀行包括台中分行、台南分行、高雄分行等，共用一套貨幣系統。當膽汁（台中分行）、胰液（台南分行）中的鹼性物質（貨幣）捉襟見肘，不足以支付中南部提款人的正常借貸之時，就會先跟唾液（台北分行）借些貨幣去應急，但這些消化腺（中南部

分行）一直無力償還，人體也就經常處於鹼性物質不足（貨幣赤字）的狀態。那麼，要如何改善此一失衡現象呢？最簡單的方法，當然就是多吃富含鹼性物質的食物（增加財稅或賺取外匯）。

七十％的現代人，唾液是酸的？

國中健康課本告訴我們：「唾液是鹼性的」及「胃酸是酸性的」。可是，你知道嗎？現代人的唾液大部分卻是酸性的。根據我的臨床統計，來看診的病人中有七十％的人唾液呈現酸性，即使三十％是鹼性，也有不少人屬於嚴重的假鹼性，這種假鹼性的唾液比酸性的唾液更加糟糕（後詳述，請見第62頁）。現代人的唾液大多是酸性的，不信的話，你去找張石蕊試紙測一測（檢測方式詳見第56頁）就知道結果，您的唾液很有可能是酸的（pH值在7以下）。

唾液必須呈現弱鹼性，才能分解食物中的澱粉，如果唾液呈現酸性，就沒有消化分解食物的

◎人體唾腺構造圖

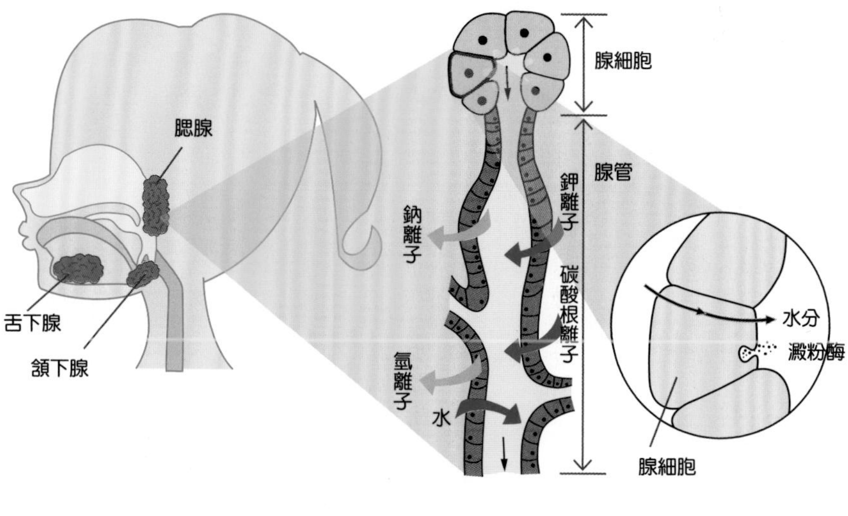

功能。這到底是怎麼一回事？為何唾液突然變成酸性了？為何健康課本說唾液是鹼性的？是課本寫錯了？還是我的身體調節出現了問題？以下將一一解答。

唾液酸化是健康的警鈴！

其實人們之所以會產生唾液，是為了消化食物中的澱粉，而澱粉的消化必須在弱鹼性的環境下才能順利進行。所以，一個健康的人其唾液最好是弱鹼性，才能發揮正常的消化功能。簡單來說，人的唾液如果是呈現酸性，那麼這個人的健康就可能有問題。

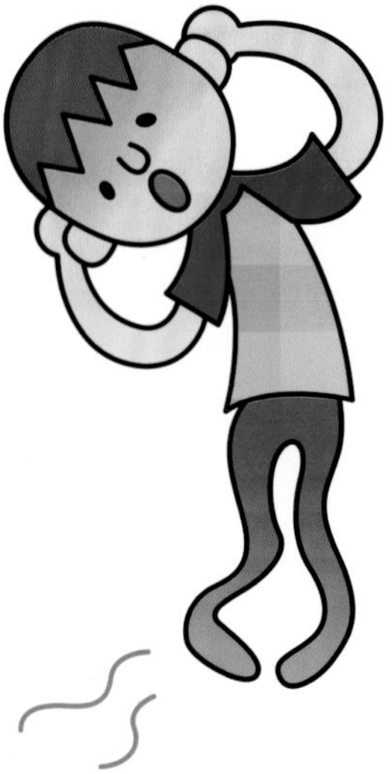

因為唾液是全身除了血液之外，所有體液的代表，所以唾液呈現不正常的酸性，表示全身體液的酸鹼值調節出現問題，也可以因此概略地判斷，全身的體液已經偏酸，於是初步可以懷疑身體是屬於酸性體質。至於比較精細的判斷，需要做各種挑戰測試，請待之後詳述。

◎聰明的人體調機制！

人體內的體液共有血液、淋巴液、唾液、膽汁、胰液、胃液、腸液、尿液、關節液、滑囊液、腦脊隨液、眼球水樣液、精液、前列腺液、陰道潤滑液、乳汁、細胞外液、細胞內液等。所有體液加起來，差不多四十多公升。

在所有的體液中，以血液的酸鹼值最為穩定，必須控制在pH 7.35至pH 7.45之間，如果超過這個範圍，身體就會處於非常危險的狀態，必須送醫院急救，否則在幾小時內就可能會一命嗚呼、莎喲娜娜了。但是，人體身上其他的體液，酸鹼值的變化就非常大。

不過，暫時不用太擔心，因為從生命智慧的角度來看，身體很聰明，它有時會犧牲其他部位體液的酸鹼值，借用它們的鹼性物質（或稱鹼性資源），來平衡另外體液或血液的酸鹼值。所以，當您發現測量出來的唾液呈現酸性，而非正常的鹼性，也不要大驚小怪。您的體質偏酸，是因為您的身體借用唾液裡面的鹼性資源（有機鈉），來平衡其他比較重要體液的酸性，使比較重要部位的酸鹼值處於最佳狀態。

這個道理就像中央銀行總行會調動各分行的貨幣庫存量，讓比較重要的分行能夠順利運作道理一樣。當然，我們儘量不要讓總行的貨幣總額有捉襟見肘的情況發生，需要想辦法讓貨幣充足。

◎健康狀態下，各類體液pH值正常範圍

人體的體液	pH值正常範圍
血液	7.35～7.45
腦脊髓液	7.30～7.50
唾液	7.10～7.50
胃液	1.00～3.00
肝臟（膽汁）	7.10～8.50
膽汁	5.50～7.70
胰臟	8.00～8.30
十二指腸	4.20～8.20
糞便	4.60～8.40
尿液	4.50～8.00

註： pH＞7是鹼性，pH＜7是酸性

注意：
除了胃液，其他體液或器官都傾向鹼性。而糞便與尿液有時傾向酸性的原因，是為了排出身體過多的酸。十二指腸的酸性是因為承接從胃而來的胃酸，但隨著膽汁、胰液、腸液的繼續分泌，應該漸趨鹼性。

酸鹼觀念大釐清

檸檬嚐起來酸溜溜，有人卻說它是鹼化食物？究竟它是酸是鹼呢？

有些人一聽到不加水的檸檬原汁，口水就分泌出來；吃肉羹麵的時候加一點烏醋，味道又酸又甜、口感好很多；吃水餃沾醋也很好吃；壽司飯吃起來有點酸，是因為裡面加了白醋；端午節包鹼粽時要加鹼（原始的鹼是稻草燒成灰加水製成）；做豆乾的工廠也都加鹼水，讓豆乾久滷不爛，甚至越滷越Q；有些地區的地下水屬於硬水，用來洗澡會有滑膩感，這是因為水中含有大量礦物質的原因。肥皂屬於鹼性，可以用來洗澡、洗衣服；在野外如果被蜜蜂叮到，可以用新鮮的尿液敷在傷口，因為鹼性的尿液可以中和蜂毒的酸性（注意：如果尿液偏酸就沒有效果），人體的胃酸過多時，西醫會開制酸劑以中和過多的胃酸；廁所馬桶不通時，倒一瓶鹽酸下去沒多久就暢通了。

酸的食物吃起來會讓你的口頰發酸、流口水，而鹼性物質就很滑膩；如果酸遇到鹼就會「酸鹼中和」。

以上都是一般人耳熟能詳的日常知識，可見「酸鹼觀念」對大部分人來說是存在的。但是，提倡「酸鹼體質」的人卻說檸檬是鹼性食物（本書將之正名為鹼化食物，詳見下節），明明檸檬吃起來是酸的，為何會是鹼化食物呢？這不是有很大的矛盾嗎？在了解這個問題之前，首先來了解一下化學上酸鹼的定義。

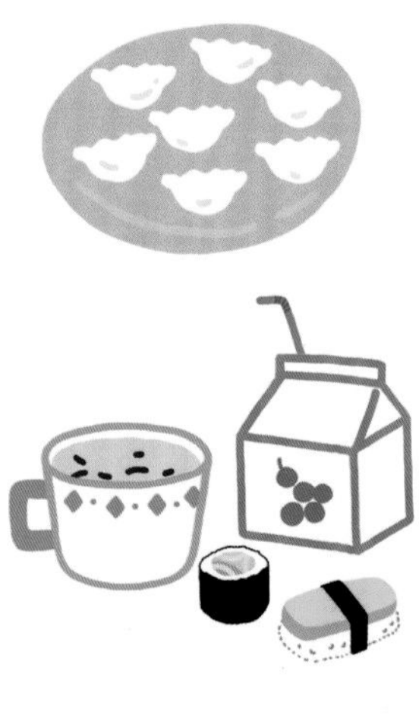

什麼是酸？什麼是鹼？

酸鹼的定義相當多，如化學上的酸鹼（如鹽酸、氫氧化鈉）、滋味上的酸鹼（如檸檬、鹼水），還有本書中所定義的，跟體質相關的「酸化食物」、「鹼化食物」……。如此多種的定義，會讓一般人感到霧煞煞，所以我將一一釐清這些令人混淆的酸鹼定義！

簡單的酸鹼定義

「酸」與「鹼」最簡單的定義，莫過於酸的食物吃起來讓你覺得口頰發酸、流口水，我們稱之為「酸性食物」（acid food）；鹼性物質就很滑膩，我們稱之為「鹼性食物」（alkaline food）。如果酸遇到鹼就會「酸鹼中和」，而強酸與強鹼都具腐蝕性，例如洗廁所的鹽酸或作肥皂的燒鹼，都非常危險。

化學上的酸鹼定義

◎**「酸」的定義：**是指一物質，溶於水中，其水溶液中具有酸味，在水溶液中能游離出氫離子（H^+），使石蕊試紙變成紅色，可以中和鹼的物質。

◎**「鹼」的定義：**是指一物質，溶於水中，其水溶液具有滑膩感，在水溶液中能游離出氫氧根離子（OH^-）能使石蕊試紙變成藍色，可以中和酸的物質。

營養學上的酸鹼定義

營養學上的酸鹼定義，與化學上的酸鹼定義很不一樣。如檸檬吃了會令人口頰發酸，嚐起來味道也是酸的，用石蕊試紙來檢測，測出來的pH值只有2.4，所以肯定是酸性沒有錯，我們稱為「酸性食物」（acid food），可是為什麼營養學上說檸檬是鹼化食物（alkaline-forming food）？

這是因為從營養學上來看的食物酸鹼，不是看食物本身的酸鹼為何，而是看它被人體吃下去

後，會使人體呈現酸性或鹼性。換句話說，營養學上的酸鹼，不是看食物本身的酸鹼性，而是看食物吃下去對人體本身產生的影響。

什麼是「酸化食物」和「鹼化食物」？

中文「酸性食物」這個名詞一直很混淆，在化學上檸檬是酸的，所以是「酸性食物」，但是吃檸檬會使身體體液偏向鹼性，所以在營養學上又稱其為「鹼性食物」。如此一來，檸檬到底是酸性食物或鹼性食物，有人會說，兩者都是，這一種講法雖然好像對，但又會讓一般人更加混淆。

為了避免將讀者搞得團團轉，在本書中，我們一律將營養學上、可以使體液呈現鹼性的「鹼性食物」，正名為「鹼化食物」。所以，檸檬在化學上是酸性食物，英文稱為acid food，但是在營養學上卻是鹼化食物，應稱之為「alkalizing food」或「alkaline-forming food」。而肉類在營養學上，會使體液呈現

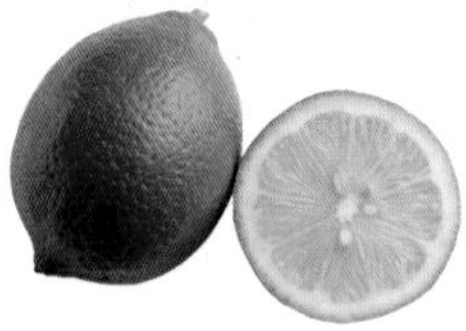

酸性，所以我將它正名為酸化食物，英文稱為「acidifying food」或「acid-forming food」。

◎各式酸鹼學派，檢測方式不同！

至於什麼食物會使身體酸化？什麼食物會使身體鹼化？這可以分幾個方面來討論，傳統上，是以日本西崎弘太郎博士所提出的「食物灰燼學說」為主，看看食物燒成灰燼之後，是鹼性物質多，還是酸性物質多。（詳見下頁）

另外，在美國有個學派對酸鹼食物的判別，是讓人先將食物吃進肚子，五分鐘後立即抽取動脈血，檢測血液中酸鹼值的瞬間起伏。例如喝下梅子醋後，對照前後五分鐘血液的酸鹼值有無起伏，這一學派的實驗由於要抽取動脈血，比較不容易被檢驗，也比較少人採用。而且，您可能不知道，抽取動脈血的過程相當疼痛，一般人很難忍受，所以也使這一派實驗更難推廣。另外，還有一派是德國科學家Dr.R Remer 和 Dr.F Manz 在十幾年前所提出，他們是看食物被吃下肚後，在腎臟所造成的酸性負擔有多少而定。

簡單的酸鹼食物定義

◎酸化食物（acid-forming food）：凡是食材中含有磷、硫、氯等帶負電的陰離子者，就是酸化食物。例如，肉類、精製澱粉等，這類的食物含量最多，所以稱之為「酸化食物」。

◎鹼化食物（alkaline-forming food）：凡是食材中含鈉、鉀、鈣、鎂、鐵等帶正電的陽離子者，就是鹼化食物。例如，大部分蔬菜水果因為都含有豐富的礦物質，所以屬於鹼化食物。

因此我們可以知道，吃了太多肉或是白米飯，都會使體質呈現酸性，而多吃蔬菜水果則可以使體質偏向鹼性，就是這個道理。

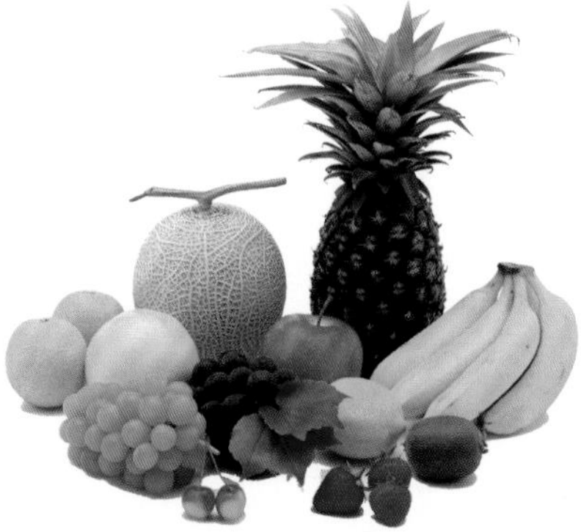

酸鹼食物的「食物灰燼學說」

雖然對於食物酸鹼屬性的理論，目前有許多不同的主張，但最容易被營養界接受的，是廣為人知的「食物灰燼學說」（ash theory），主張食物的酸鹼度是將它燒成灰燼之後來看。如果食物中磷、氯、硫等帶負電的非金屬離子較多，該食物為酸化食物。如果是鈣、鎂、鐵、鋅、鈉、鉀等帶正電的金屬離子較多，該食物為鹼化食物。

「食物灰燼學說」的酸鹼食物表！

想要客觀地判斷食物中含有多少磷、硫、氯等陰離子，或是含有多少鈉、鉀、鈣、鎂、鐵、鋅，不是那麼簡單，但是有個很科學的辦法，那就是先把檢測的食物燒成灰燼，然後用酸或鹼去滴定，看看每一百克的灰燼，需要多少單位的酸或鹼才能中和，這樣就能客觀地測出食物的酸度或鹼度。

以下是日本西崎弘太郎博士以常見食物做檢測的酸鹼實驗：

◎鹼性食物表

↓每個類別裡鹼度由強至弱

類別	食品名稱	鹼度	類別	食品名稱	鹼度
蔬菜類	蒟蒻粉	56.2	菇類	香菇	17.5
	紅薑	21.1		松茸	6.4
	菠菜	15.6		玉蕈	3.7
	撮菜	10.6	海藻醬菜	裙帶菜	260.8
	芋	7.7		海帶	40.0
	萵苣	7.2		黃蘿蔔	5.0
	紅蘿蔔	6.4		什錦醬菜（福神菜）	1.3
	小松菜	6.4	水果類	香蕉	8.8
	京菜	6.2		栗子	8.3
	百合	6.2		草莓	5.6
	三葉菜	5.8		橘子	3.6
	馬鈴薯	5.4		蘋果	3.4
	牛蒡	5.1		柿	2.7
	高麗菜	4.9		梨	2.6
	蘿蔔	4.6		葡萄	2.3
	南瓜	4.4		西瓜	2.1
	竹筍	4.3	嗜好品	葡萄酒	2.4
	地瓜	4.3		咖啡	1.9
	蕪	4.2		茶	1.6
	小芋	4.1	乳蛋類	蛋白	3.2
	蓮藕	3.8		人乳	0.5
	大黃瓜	2.2		牛乳	0.2
	茄子	1.9	豆類及製品	扁豆	1.8
	洋蔥	1.7		大豆	10.2
	薇菜	1.6		紅豆	7.3
				豌豆莢	1.1
				豆腐	0.1

◎酸性食物表

↓每個類別裡酸度由強至弱

類別	食品名稱	酸度	類別	食品名稱	酸度
魚貝類	鰹魚片	37.1	豆類	落花生	5.4
	鯛魚卵	29.8		蠶豆	4.4
	魷魚	29.6		豌豆	2.5
	小魚干	24.0		油炸豆腐	0.5
	鮪魚	15.3		略炸豆腐	0.2
	章魚	12.8		味噌	0
	鯉魚	8.8		醬油	0
	鯛	8.6	穀物	米糠	85.2
	牡蠣	8.0		麥糠	36.4
	生鮭魚	7.9		燕麥	17.8
	鰻	7.5		胚芽米	15.5
	蛤蜊	7.5		碎麥	9.9
	干貝	6.6		蕎麥粉	7.7
	魚卵	5.4		白米	4.3
	泥鰍	5.3		大麥	3.5
	鮑魚	3.6		麵粉	3.0
	蝦	3.2		麩	3.0
肉類	雞肉	10.4		麵包	0.6
	馬肉	6.6	嗜好品	酒糟	12.1
	豬肉	6.2		啤酒	1.1
	牛肉	5.0		清酒	0.5
	雞肉湯	0.6	油脂	奶油	0.4
蔬菜類	慈菇	1.7	海藻	紫菜（乾燥）	5.3
	白蘆筍	0.1	乳蛋類	蛋黃	19.2
				乳酪	4.3

註：摘自西崎弘太郎博士的測定報告。從100克食物中得到的灰燼，用一規定的酸或鹼中和，而所用的酸或鹼c.c.就稱為該食品的鹼度或酸度。

註：陳博士整理的更詳盡之食物酸鹼表格，請詳見第120～124頁。

更廣義的酸鹼定義！

化學上的酸鹼定義，有一種叫做「路易斯酸鹼學說」，又稱「酸鹼電子學說」，從這個定義來看食物的酸鹼，那就更加廣義了。這個酸鹼學說主張「得到電子是酸」，而化學上得到電子就是氧化，所以凡是會讓身體氧化的食物，就是酸化食物。這是我從酸鹼學說當中，推演出來更深一層的廣義酸鹼食物定義。（更詳細化學酸鹼學說請見第186頁附錄）

這個定義非常重要，因為同樣一種食物會因儲存或烹飪方法使它氧化，產生自由基（就是產生電子），它就對身體有更強的氧化和酸化的作用。例如豬肉是酸化食物，油炸會使豬肉氧化，所以一樣是豬排，一樣是酸化食物，但炸豬排就比滷豬排更加酸化。茄子是鹼化食物，但是炸茄子因為氧化產生自由基，它就變成酸化食物。這個廣義的酸鹼定義，更貼切實際生活面。

日本學派的「食物灰燼說」，比較狹義、比較靜態，只考慮物質殘留，比較過時，但卻是大家都要了解的最基本學說。抽取動脈血的酸鹼定義、德國的腎臟負擔新學說，各個學說所整理出來的酸鹼食物表，其實都有些許差異。

目前我採取的是比較折衷派的看法，綜合各家學說，做比較廣義的考慮，基本的判斷原則為「食物吃進體內，實際上會令人身體變酸化或變鹼化」，而不是只看食物灰燼呈酸性或鹼性來做判斷。甚至要考慮到料理方式，例如香菇，新鮮或經油炸處理的，酸化程度也會不同。甚至，體質在這裡也扮演重要的角色，例如有人吃馬鈴薯會不舒服，雖然馬鈴薯是弱鹼化食物，但對他而言，馬鈴薯是酸化食物。就像很多人對牛奶過敏或是乳糖不耐症，牛奶對他而言就比其他人就更加酸化了。

簡單來說，會讓人體呈現酸性的食物，就是酸化食物；而會讓人體呈現鹼性的食物，就是鹼化食物。甚至有時會因烹調方法而改變，有時可能因人而異。

酸性體質，健康大紅燈！

酸性體質對人體健康的影響為何呢？一起了解這「酸性危機」吧！

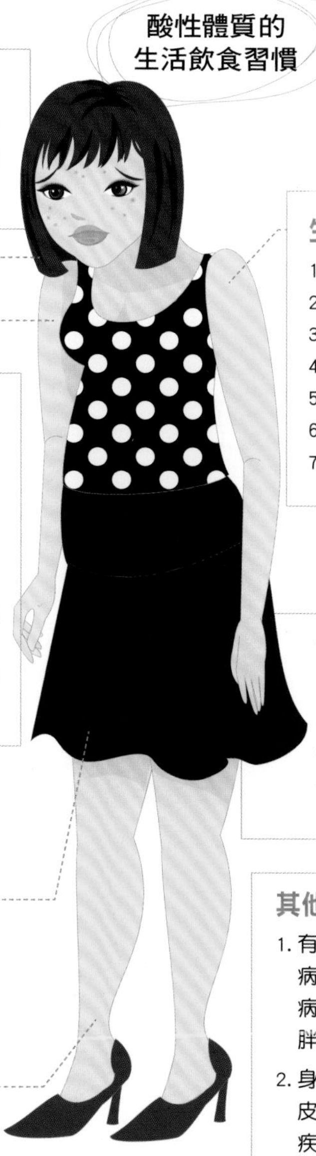

外在環境

1. 常騎機車，不戴口罩
2. 住在大馬路或工廠旁
3. 工作場所密不通風

飲食

1. 不吃蔬果
2. 大魚大肉
3. 少喝水，愛喝飲料
4. 愛吃空熱量食物
5. 常吃外食
6. 愛吃白米飯、白麵包
7. 常吃甜食
8. 常吃油炸物和氫化油
9. 愛喝酒

營養

1. 常喝牛奶
2. 骨質流失

運動

1. 懶得動
2. 過度劇烈運動

生活習慣

1. 愛吃宵夜
2. 常抽菸、二手菸
3. 愛熬夜
4. 睡不好
5. 過勞、無休閒
6. 便祕
7. 常吃人工西藥

情緒壓力

1. 壓力過大
2. 第一、三、四型人格
3. 負面思考、怨天尤人
4. 忌妒、憤怒、猜疑、冷漠、鬱卒、憂鬱

其他

1. 有病在身（消化不良、糖尿病、心臟病、癌症、腎臟病、肝病、甲狀腺低下、肥胖、膽囊結石、腰酸背痛）
2. 身體容易發炎（各種過敏、皮膚病、自體免疫、心血管疾病、慢性腸胃炎）

鹼性體質的生活飲食習慣

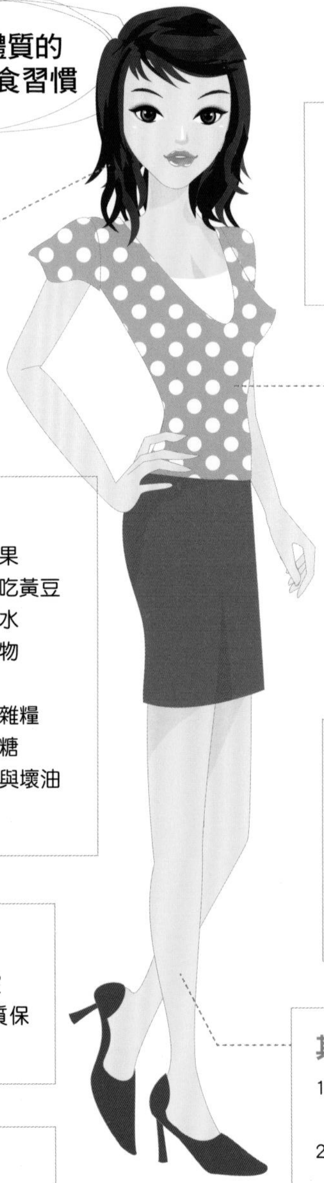

外在環境

1. 避開空氣污染，有必要時戴口罩
2. 住家附近空氣新鮮
3. 工作場所通風

生活習慣

1. 不吃宵夜
2. 遠離菸害
3. 早睡早起
4. 睡眠香甜
5. 勞逸結合
6. 每天排便
7. 使用天然藥物

飲食

1. 愛吃有機蔬果
2. 適度肉食，吃黃豆
3. 多喝乾淨的水
4. 不吃垃圾食物
5. 少吃外食
6. 適量吃五穀雜糧
7. 使用優質代糖
8. 不吃油炸物與壞油
9. 很少喝酒

情緒壓力

1. 善於紓壓
2. 第二型人格
3. 正面思考、積極樂觀
4. 感謝、讚美、喜樂、愛心、信任、關懷

營養

1. 補充鈣鎂錠
2. 補充礦物質保健品

其他

1. 無病一身輕　（身心舒適、不痛不癢、健檢報告正常）
2. 身體不易發炎，若有也能迅速消退（蚊蟲叮咬紅腫很快消退、傷口很快癒合、不易留疤）

運動

1. 適度規律運動

酸性體質是健康的大危機！

◎免疫力衰退，百病叢生！

酸性體質是萬病之源，當一個人的體質偏酸性，身體便容易出現各種不適，這些不適又會導致身體的酸化更嚴重，二者互為因果，變成一種惡性循環。

人體中有數以千計的生物化學反應，大部分都需要「酶」或「輔酶」的參與，以產生催化反應，這些就是我們俗稱的「酵素」，而「酶」或「輔酶」必須在適當的pH值下才能順利運作，通常是很窄的範圍。

例如人類每天吃進體內的蛋白質必須在酸性的環境下才能被分解，而我們的胃液就是一種強酸，胃液裡面有「胃蛋白酶」，這一種酵素就在強酸的環境下分解食物中的蛋白質。又如澱粉必須在鹼性的環境下才能被分解，而我們口腔中的唾液和小腸中的消化液含有鹼性的澱粉酶，可以在很短的時間內，將攝取的麵包或米飯等澱粉分解成葡萄糖，提供人體所需的能量。

基本上，除了胃以外，人體絕大多數的反應都需在弱鹼狀態下才能運作，例如免疫系統中白血球的作用，很多時候是抓住病菌後，將病菌吞噬或溶化掉。例如白血球當中的自然殺手細胞（natural

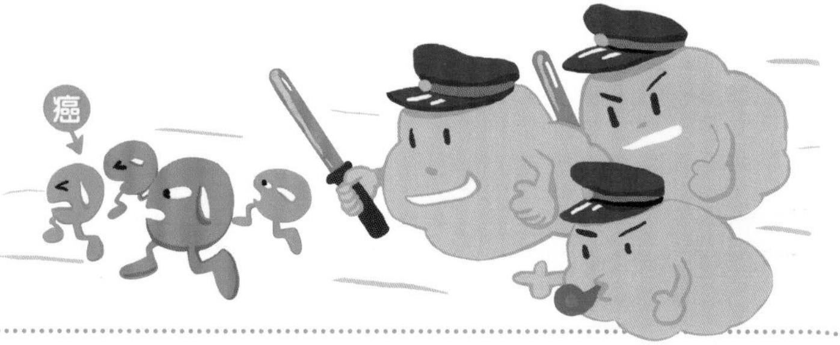

「酶」和「輔酶」是人體生化反應的催化劑

「酶」和「輔酶」可視為許多人體生化反應的催化劑，就像釀酒或製作麵包時會加入的酵母一樣，可縮短整個製造過程。沒有酵母做為催化劑，還是可以釀酒或製作麵包，只是需要很久的發酵時間，但有了它，就可以加速完成。

killer cells），就是找到癌細胞後，在癌細胞的表面打個洞，灌入鹽酸，把癌細胞腐蝕掉，這些工作都必須在弱鹼性的環境下才能完成，如果在酸性環境下，則無法順利運作。而癌細胞呢？它不論在鹼性或酸性環境下都能活動，可想而知，當體液慢慢傾向酸性時，白血球就失去作戰力、正常細胞就會病懨懨、癌細胞就會茁壯、病菌就會滋生，許多健康問題就會逐漸浮現檯面。

◎容易疲勞倦怠，導致骨質疏鬆！

再舉例而言，人體仰賴ATP（三磷酸腺苷）供給細胞能量，但如果人體在酸性狀態下，醣解與檸檬酸循環這一類的生化反應，就無法正常運作，也就無法產生足夠的ATP，會使人們感到疲累、乏力、精神不濟。

此外，人體是非常奧妙的，當體質長期偏酸性，體內的鹼性物質不足時，骨骼裡的鈣質也會被調遣出來，用以中和體內過多的酸性物質，骨質慢慢流失的結果也可能引起骨質疏鬆症。

身體如果偏酸性，體內的各大系統與各大器官都會受到影響，造成失衡與紊亂，出現各種不適症狀。如果將身體調回鹼性體質，細胞有足夠的養分、適當的酸鹼值環境及溫度，細胞就會正常運作，而組織及器官也是。當身體能發揮自癒力，變得健康，各項慢性病也都會漸漸消失。

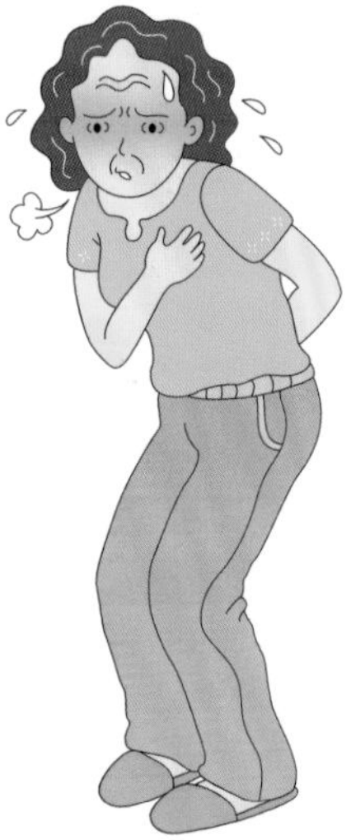

人體唯一的無菌室—胃部

人體中許多地方都有細菌，例如大腸內的好菌和壞菌合計大約是地球人口總數（約60億），唯一稱得上無菌狀態的消化器官就是胃，因為胃酸pH值1.00至3.00，酸性實在太強，幾乎等同於沖洗馬桶所用的鹽酸，殺傷力很強。細菌一入侵很容易就被消滅，是個細菌無法生存的強酸狀態，這就是動物可以吃生食、而不會生病的原因。但是接近胃尾部的幽門就不同了，因為沒那麼酸，惡名昭彰的幽門螺旋桿菌便容易在此出沒。

傾向酸性體質的9大族群！

既然酸性體質容易使人生病，那麼，在我們進行到下一章教導大家如何檢測酸鹼體質之前，讓我們先來了解，哪些人容易傾向酸性體質。快快檢查自己是否為其中一員吧！

1 甜食族

現代小孩吃太多甜食了！

甜食在食物酸鹼表，幾乎清一色是強酸化的食物，甜食使身體酸化是不容置疑的，建議能不吃就不吃。除此之外，甜食是非常精製的碳水化合物，市售甜食除了熱量之外，沒有其他營養素，所以有「空熱量食物」之稱。也由於甜食中含有大量精糖，會與血中的維生素C競爭，導致免疫力下降，因此常吃甜食的小孩子容易感冒、過敏，一旦生了病，不但症狀較重，整個過程也比較不容易痊癒。

有人說，沒有體力的時候，應該補充熱量，吃點糖果、糕餅、點心，不是嗎？但是，甜食雖然富含熱量，但是這種熱量卻過於精緻，導致「來得快，去得也快」。我打個比方，吃甜食就像用報紙點營火一樣，火雖然旺，但一下子就熄滅了，營火晚會的營火應該要拿粗大的樹幹來燃燒，才能持久。

所以，吃甜食雖然可以快速補充血糖，改善血糖下降的問題（如糖尿病人會吃糖快速補充血糖，或肚子餓時吃顆糖果等），但是也會導致接下來血糖忽高忽低。吃了一些糖果，使體內血糖快速升高，胰島素被大量激發出來，以壓制過高的血糖，但胰島素衝得太快、太多，又會使血糖

降得更低。如果常常吃甜食或精製澱粉，身體動不動就分泌大量胰島素，血糖就像雲霄飛車一樣地不穩，這樣長期下來就容易導致胰島素衰竭，最後演變成糖尿病。

白饅頭、白米飯、白麵包、白吐司、白麵條都屬於精製澱粉類食物，攝食這類食物的作用和喝糖水差不多，醣分很快會被小腸分解成葡萄糖，被身體快速吸收；而糙米飯、十穀米飯、全麥麵包、全麥饅頭、蕎麥麵、豆簽等含有胚芽、麥麩、膳食纖維的粗糙澱粉類，就比較緩和，因為這些纖維會阻擋澱粉被快速吸收，避免血糖快速上升，比較不會造成血糖擺盪的現象。而且全穀類的維生素、礦物質等營養素比較豐富，會發揮穩定血糖的效果。

自然界很奇妙，凡是動物都喜歡吃甜的，我想這是因為大自然演化，水果是甜的，動物吃水果，把多餘的種子吐掉或丟掉，就可以幫助果樹播種。所以，這是植物與動物互惠的演化結果。少量的糖是可以的，而且是要存在水果裡面天然的糖。如果要額外吃甜食，為了穩定血糖、避免肥胖、維持免疫力，那我建議吃優質代糖，例如異麥芽寡糖、果寡糖、木糖醇、赤藻糖醇、甜菊之類的好代糖，有糖的甜味，卻沒有糖的缺點，也不會造成酸性體質。

◎避免空熱量食物

剛才提到的「空熱量食物」，這個觀念也要教育給下一代，儘量避免吃這類食物。很多人喜歡吃高熱量的洋芋片、薯條、餅乾、糖果、汽水、可樂，這類食物熱量高、醣分多、壞油多，但是維生素和微量元素卻都很少，攝取這類食物雖然可以補充體力，但是缺乏維生素和微量元素等輔酶，許多生化反應不能順利運作。

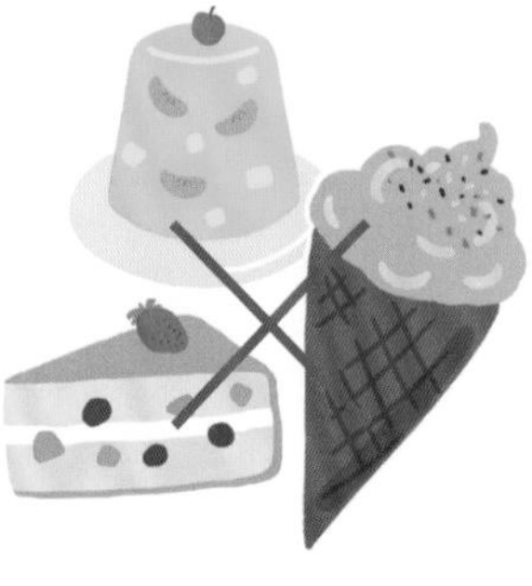

喜愛吃空熱量食物的人個性好動、火爆，體型不是過瘦就是過胖，體能與脾氣都不大穩定，身體也常會覺得不舒服、容易累。在日常生活上，可能剛吃飽時精力十足，但才吃過不到兩小時，就又想吃東西了，甚至覺得很疲倦、很無力、想睡覺，這類症狀就是習慣食用空熱量食物所造成，這一族群的人和下面的「嗜肉如命族」，都是很典型的酸性體質。

2 嗜肉如命族

除了糖和精製澱粉，吃肉最容易讓人體質偏酸。通常蛋白質的理想攝取量是每一公斤體重攝取一克蛋白質，也就是說五十公斤的人每天只要攝取五十克蛋白質就夠了，約是雞蛋六到七顆或一百二十克的板豆腐四塊。

但是，很多現代人往往自己就能吃掉一大桶炸雞，攝食過多肉類，其中大量的蛋白質飽含磷和硫這些酸性物質，進到體內便容易導致體質偏酸，身體必須很辛苦地從腎臟以尿素的方式排掉酸性物質，腎臟不好的人攝食過量肉類，就會造成腎臟負擔過大，病情更容易惡化。

某些無法順利排出體內過多酸性物質的人，當酸性物質累積過多時，部分體液如唾液、膽汁、腸內消化液等，就無法呈現原本應有的弱鹼狀態，該有的消化功能就會受到影響，如此又會惡性循環，導致營養不良而造成酸性體質。

日常生活上，我們會發現肉吃太多的人，身體容易有某種體味，旁人很容易從他的嘴巴或身體聞到一種酸酸的味道，如果跑步或是活動量大時就會更明顯。

這類型的人如果每天每餐持續大量攝取蔬菜水果，一段時間後，體味和口臭情況就會大幅改善，甚至自己也會察覺，原本的臭酸味可能變成淡淡的清香，這種淡淡的清香，就是鹼性體質的味道，健康人的體味應該就是要這樣。

我常在我們家小孩睡覺的時候，臉貼過去聞他

們呼吸的味道，健康的小孩子是不該有口臭的。不但如此，我發現還在吃母奶的健康小嬰兒，常在口腔或身上有一種淡淡的、類似養樂多的味道，因為小嬰兒體內的有益菌還很多，口腔的環境如果衛生，尚未接觸肉類、加工食品，體內有益菌很多，就會呈現這樣健康的味道。

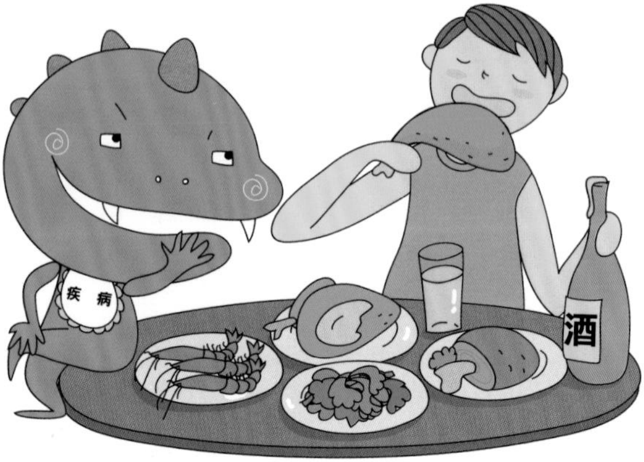

3 不吃蔬果族

蔬果內含有大量的礦物質，所以，在各種酸鹼食物學說的食物表裡，幾乎都公認絕大部分蔬菜水果屬於鹼化食物。所以說，不吃蔬果會讓體質酸化，是很淺顯易懂的道理，幾乎沒有人會不認同吧！我認為，一個人要身體健康，大量吃蔬果、餐餐有蔬果，是最基本的必備條件。

我在美國家後院種了八、九年的有機蔬菜，我發現我如果每餐吃一大盤自己種的有機蔬菜，我就會體力充沛、口齒留香。我最喜歡的蔬菜，就是深綠色的十字花科，其中以歐洲品種的芥藍菜最讓我念念不忘，青脆甘甜，比台灣品種好吃，百吃不厭，不過台灣地處亞熱帶，好像沒有這個品種。

有些人討厭蔬菜的質感，不愛吃蔬菜，或是懶得咬蔬菜水果的纖維。這些人在現代社會還不少，以年輕人居多，而且他們通常喜歡吃加工食

物和飲料。要讓這些人吃蔬果其實也很簡單，只要把蔬果打成汁後喝下去就可以了，偶爾添加異麥芽寡糖、果寡糖、木糖醇、赤藻糖醇等有益的代糖，不但可以為蔬果汁增添甜味，而且這些寡糖或糖醇，還可以做為有益菌的食物（例如異麥芽寡糖），而且壞菌不會吃它。

我小時候很討厭吃蔬菜，長大後發現原來是討厭蔬菜裡面的怪味，而不是蔬菜本身的味道。我自己在美國西雅圖種菜多年的經驗告訴我，蔬果之所以會有不討喜的怪味，是因為使用化學肥料或農藥的關係，甚至加太多化肥、農藥時，吃起來會有苦味。如果是使用有機肥的蔬果，因為不灑農藥，會有自然的甘甜，完全不會有怪味或異樣的感覺，會讓人發自內心的喜歡，這是動物的原始本能，喜歡大自然的東西。

不吃蔬果，缺乏纖維質，首先造成的健康問題就是腸胃蠕動變慢，引起便祕、長痘痘等體內毒素過多的症狀。我們知道纖維質的好處，除了能增加腸胃蠕動之外，還能吸附毒素、脂肪，並透過糞便將毒素、脂肪一起排出體外；當纖維質不夠，毒素無法被帶出體外排泄掉，滯留在大腸久了，便會被身體重複吸收，特別是在有壞菌（容易產生毒素）的情況下，情形將更加嚴重。

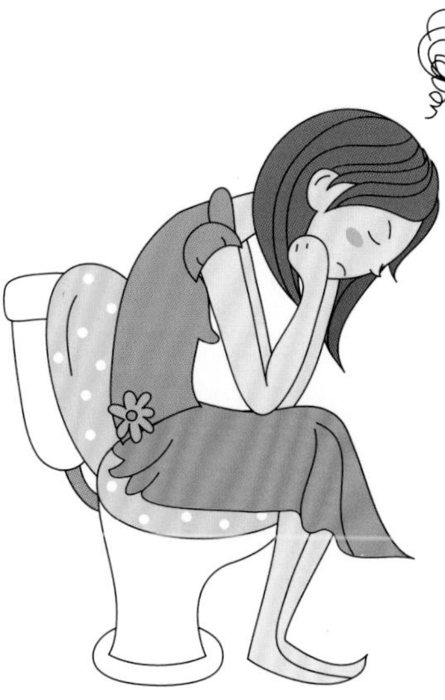

4 外食族

除了不喜歡吃蔬果的人，外食族也是屬於缺乏蔬果的族群。但是，相較於不吃蔬果族是「自

願」不喜歡蔬果，現代外食族不吃蔬果大多是「被迫」的。因為外食族吃的午餐，常是雞腿飯、排骨飯、牛肉麵、餛飩麵等，這些午餐的主要食材幾乎是一大堆白飯、白麵和肉類，而蔬菜水果等鹼化食物是少得可憐，連塞牙縫都不夠，哪夠調整體質？肉類本身已經是酸化食物，如果又經過油炸，無疑是雪上加霜，酸化加氧化。現代外食族若不改變現有習慣，想要維持鹼性體質，簡直比登天還難。

許多上班族因為種種因素，實在很難避免外食，那該怎樣維持營養的均衡呢？比較簡單的方法，就是落實我的「食物比例四分法」原則，兼顧蔬菜、水果、肉類、澱粉的攝取（詳見第126頁圖表）。

怎麼做呢？就是吃半個便當或半碗麵，另外的一半給同事或留到下一餐再吃。少吃的半個便當或半碗麵的份量，就點一道蔬菜和買個水果來代替。這樣就能吃到相同的食量，但卻是均衡的比例。現在在午餐街或超商很容易買到番茄、芭樂、柳丁、鳳梨等水果，或是在公司內的冰箱隨時擺放一些水果也可。如果是在美國，我常鼓勵多吃盤生菜沙拉，就不用點青菜了。

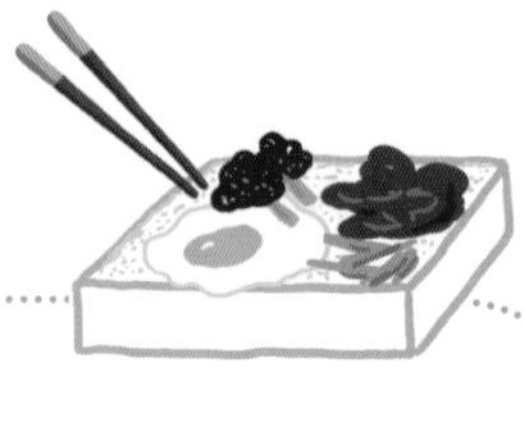

健康便當輕鬆DIY！

外食實在暗藏危機，因為你根本不清楚那些食材的來源，老闆有沒有添加不健康的東西進去。因此，我非常鼓勵上班族帶便當。如果自己從家裡帶便當，就可掌握食材的好壞，更可以按照酸鹼食物的比例來搭配。記得蒸便當不可蒸太久，大抵上蒸5到8分鐘即可，蒸便當的目的是在「蒸熱」，而非「蒸熟」，因為便當本來就熟了，熱了就好，不必太久。蔬菜可以帶洗淨處理過的生菜，如地瓜葉、空心菜等，和便當一起蒸，生的蔬菜跟著飯、肉蒸一下，自然就會殺青轉綠，變成熟蔬菜了。食用前拌一點苦茶油、蔭油、芝麻，味道會更好，也更健康。也可以帶雙層便當，上層放洗好的生菜，下層放熟食。如果公司沒有蒸飯箱也沒關係，買個電鍋擺在公司角落，便當放進電鍋，只要短短的時間，就可蒸熟，方便又健康。

5 高壓族

一個人壓力太大時，身體的運作一定會比較差，交感神經過於亢奮，副交感神經衰弱，消化道功能就會不好。

而當人處在壓力太大、太興奮、太緊張的狀態下，如考試、旅遊、當兵受訓、工作期限將至，都容易導致腸胃道功能不正常，引起胃潰瘍、腹脹、拉肚子或大腸急躁症。如果是大腸急躁症，常會腹瀉和便祕交替，使得食物分解、吸收不好，即使吃進鹼化食物，身體也可能會來不及分解吸收，就因為腹瀉而把養分排泄掉了；或者因為消化不良，胃酸、胰澱粉酶、胰蛋白酶分泌不足，無法好好吸收食物中的營養，導致身體缺乏鹼化資源，體質逐漸酸化。

壓力大時交感神經過於亢奮，導致微血管收縮，以至於末梢循環變差，所以表現出來的症狀是手腳冰冷、冒冷汗、發抖。而末梢循環變差，會使新陳代謝及血液循環變慢，體內廢物排出的時間增長，身體自然就變酸了。除了壓力大會造成上述現象之外，憂鬱、焦慮也會影響交感神經，導致類似的結果，因此罹患憂鬱症的人，身體也是偏酸。

◎調整心態，壓力變助力！

現代化社會難免壓力過大，要如何調適呢？

有些人壓力大是「認知偏差」所造成，同樣的壓力來源，不同人卻有不同解釋。挫折忍受極差的「草莓族」面對壓力時，可能頻換工作；艱苦耐勞的「阿信族」遇到壓力時，卻會將它視為學習的機會，讓自己進步。因此，同樣一件事情，積極或消極思考卻會造成不同的結果。有些人成天怨聲載道，埋怨東埋怨西，像這一類的「不滿族」，也是認知偏差造成，身體也會偏酸。

有些人則是「應變技巧」出了問題，這類人從小就缺乏應變能力，或是缺少處理問題的訓練，

不知道該如何應付壓力。父母代勞過度、飯來張口、茶來伸手的「長不大族」或「啃老族」，就屬於這一類，應該送出家門接受社會訓練。

有些年輕人不善理財，賺多少花多少，像這些「月光族」或是「存款不族（足）」，財務上的赤字，常常也是處理問題能力不足所致。這些缺乏訓練所造成的精神壓力，也會讓身體偏酸。

有些人的情緒不佳或心情憂鬱，除了心理因素之外，也有可能是飲食引起。例如，不少人因為宗教或健康因素而吃素，很少吃蛋白質食物，這樣很容易使大腦缺乏血清素，也就容易導致憂鬱症，顯得鬱鬱寡歡，老是想不開，鑽牛角尖，甚至有自殺傾向。這些憂鬱症的成因是有物質基礎的，因為飲食中的色胺酸（tryptophan）不足，導致血清素（serotonin）缺乏。

◎健康體質的「油」來！

此外，缺乏好油，吃進太多壞油，也會引起憂鬱。大腦六十％為脂肪，神經細胞的髓鞘，需要用好油與優質蛋白質來包覆，如果吃錯油，包覆神經的軸突構造有缺陷，導致神經傳導不穩定，便容易出現憂鬱、焦慮、注意力不集中、記憶力減退、精神渙散、思考邏輯能力受影響等現象，因此像鹽酥雞、炸排骨、薯條、洋芋片等食物應少吃。因為油炸物所含的氧化油或氫化油，都是不好的脂肪，會導致大腦脂肪構造產生缺陷，影響神經傳導。所以，壞油除了會使身體氧化、早衰之外，也會造成大腦運作失常，這兩者都會使身體酸化。

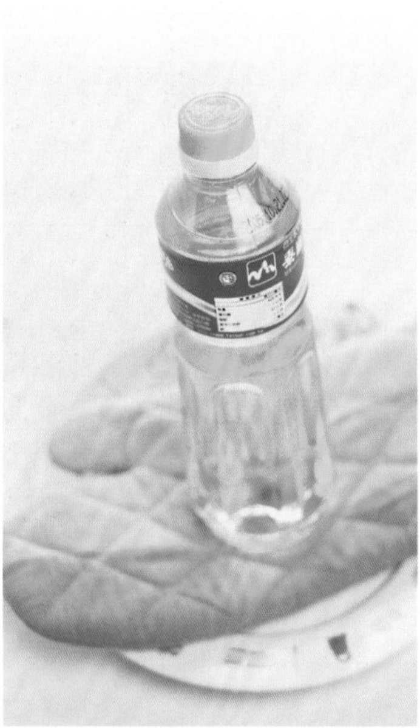

6 久坐族、電腦族

人如果長時間久坐不動，血液循環會變得比較慢，心肺功能變差，新陳代謝率也會比較低，使得廢物無法順利排出，養分無法被快速吸收利用，這樣廢物累積的結果，當然造成局部組織越來越酸化。

我們每個人一天都需要呼吸十五到三十公斤的空氣，空氣的需求量很大。如果一群人都在使用封閉式空調的同個辦公大樓內工作（現在的新型中央空調都是封閉式的），室內空氣不會和室外對流，如此一來，這群人一直在呼吸同樣且有限的空氣，會造成氧氣不足，二氧化碳過多，出現注意力不集中、臉紅、記憶力衰退等現象。現代的辦公環境，越是先進新穎，越是密閉的辦公大樓，越容易有上述狀況發生。

◎多活動，改善酸性體質！

此外，電腦、印表機、影印機等諸多電器，會產生很多正離子，導致工作場所的空氣嚴重缺乏負離子，難怪很多上班族黏膜脆弱、呼吸道不適、眼睛乾澀、常咳嗽甚至氣喘。而口鼻的黏膜脆弱，容易使細菌、病毒入侵，造成上班族頻頻感冒或生病。

總之，久坐族或電腦族除了身體不動會導致代謝不良外，也容易呼吸到不好的空氣，因此有事沒事儘量起來動一動，例如早上在辦公大樓內爬樓梯（前提是乾淨、無菸的樓梯間），中午吃飯走一走，下午拉拉筋、做做體操，找機會動一動，比較能促進血液循環、改善酸性體質。

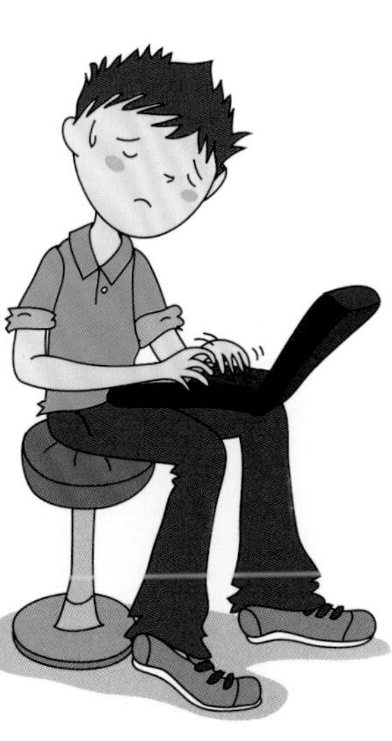

7 毒來毒往族

有些人以公車、機車為主要交通工具，在等公車或騎機車時常常會吸進大量的廢氣，或是在加油站、化學實驗室、美容美髮院等場所工作者，幾乎每天都會吸進很多有機溶劑、揮發物質，干擾身體正常運作，體內容易累積較多的毒素，容易增加肝臟的解毒負擔，當然也會間接增加體質酸化的機率，容易感到疲倦。

通常上述工作場所應該添購特殊的空調或抽風設備，降低可能帶來的職業災害。至於「公車族」和「機車族」，最好要戴口罩且儘量不能有縫隙，並要能包覆鼻子至眼眶下方，否則戴口罩沒有效果，只是求心安。

台灣中研院在二〇〇七年研究發現，機車族在馬路上每分鐘受到廢氣的危害，等於暴露在四百根二手菸的環境中。所以，搭捷運通勤最環保又健康。搭公車也還可以，不過等公車時，在馬路邊吸入的廢氣也不比機車騎士少，有必要時須戴口罩。「開車族」是最不環保的，但比較健康，因為空氣品質可以自我控制。開車時緊閉窗戶，就不會吸到大馬路上的廢氣，等到空氣好的路段，再開窗換氣。

◎機車族的保命絕竅！

機車族一定要戴口罩，否則每天吸入大量廢氣，遲早會影響身體，不只使體質酸化而已。在此我提供一個小技巧，是我大學時騎機車的經驗，經濟又實惠。去西藥房買個白色棉質紗布口罩，只要台幣十元，泡水浸濕後再戴上，濕的口罩能與鼻孔密合，比較能有效過濾髒空氣。我二十年前的經驗是，只要騎機車戴個半小時再取下口罩來看，就會發現白色口罩上貼近鼻孔的地方變成兩團黑色。可想而知，如果沒戴口罩，這些停留在口罩上的黑色髒東西，早就被吸進肺裡去了。

我在美國念醫學院時，為了避免吸入福馬林，八十%的同學是戴防毒面具解剖屍體的，如果定期更換活性碳，過濾毒氣的效果更佳。但是，在台灣的馬路上，如果機車騎士戴防毒面具，大概會被視為異類吧！

8 有病在身族

現代人有二十%處於疾病狀態，七十五%的人處於亞健康狀態，真正健康者不到五%。

酸性體質容易導致疾病產生，生病之後，身體各方面的機能及各大系統運作一定比健康的時候差，也就更容易使身體傾向酸性體質的狀態，如此一來，就反覆變成了惡性循環。所以生病的人無論如何，一定要儘量把酸性體質調好，打破惡性循環。

有病在身的人如糖尿病患者，循環和代謝力很差，末梢神經幾乎等於泡在糖水中，而長期罹患糖尿病，末梢循環會越來越差，微血管裡都是糖水，連氧氣交換也會受損，一旦受傷，傷口也不易癒合，容易罹患蜂窩性組織炎、出現視網膜病變、腎小管容易壞死，導致體內組織更酸化。

肝不好的人，排毒功能比較差，也很容易變成酸性體質，例如B型肝炎、C型肝炎及酒精性肝炎，而最近因飲食引起的A型肝炎患者也有增加的趨勢。

所謂的「肝炎」就是肝細胞在發炎，假設肝臟中的肝細胞有一半在發炎，只有另一半能正常運作，那麼，這一半的正常細胞就要很辛苦地承擔全部肝臟的工作；甚至有些病情發展到肝硬化，可能有四分之三的肝細胞陣亡，表示身體只剩四分之一的肝細胞在工作，如此要應付體內和體外進來的所有毒素，怎能吃得消呢？肝臟的解毒作用因為肝病而變得沒有效率，使得體內毒素到處亂竄，便會干擾正常生化反應及器官運作。可想而知，一定導致酸性體質，身體也會容易感覺疲累。

9 及時享樂族

現代很多年輕人都屬於今朝有酒今朝醉、及時享樂型的人，由於生長環境過於優渥，缺乏困苦、飢餓的體驗，生活以玩樂為重心，飲食上也只想滿足口腹之慾，盡挑自己喜歡的香酥、油炸類食物，或肆無忌憚地狂吃大魚大肉、蛋糕餅乾、糖果汽水等等。這些食物味道、顏色強烈，和天然食物相比較，天然的蔬果顯然在色、香、味方面略遜一籌，因此比較不受歡迎。

及時享樂族不只常會吃錯食物，也喜歡熬夜趕轟趴（home party）、去夜店喝酒狂歡，各方面都違反大自然運作的常態。天黑了，甚至深夜了，就應該要躺著休息，好好修補身體，籌備明天的體力，如果不睡覺，還站起來跳舞、喝酒，那一定都非常傷身的，不用懷疑。

南部墾丁據說常有月圓派對（full moon party），原本從泰國流行而來，源起於幾個年輕人某天月圓時於海灘慶生，因為慶生會太開心了，意猶未盡，相約下次月圓還要聚會，因此就一傳十、十傳百流行起來，演變到後來，有時輕易就集結十到二十萬人，在月圓夜於沙灘狂歡。其實，月圓時受到荷爾蒙影響，人的情緒本來就容易高漲，常常熬夜狂歡，更會變成酸性體質。

當身體還年輕時，酸性體質不會產生立即的病症，連續熬夜幾天都沒問題，年輕學子甚至考試前拼命唸書，一天只睡二小時也都很常見。

即使生活作息比較紊亂，因為身體還年輕，儲備空間大，都還撐得住。但是也由於年輕，身體沒有發出嚴重警訊，再加上缺少自制力，有些人就恣意放任享樂，導致體質越來越酸。例如很多年輕人滿臉痘痘，很容易有體味、口臭、疲勞，做事有氣無力，追究之下，其實都是錯誤飲食與生活型態所造成體質變酸的普遍現象。

CHAPTER 2

酸鹼體質檢測DIY！

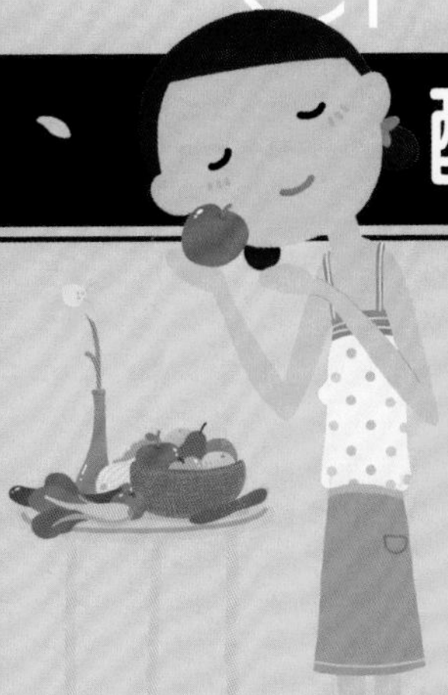

酸性體質的檢測法！

以下篇章提供多種檢測方式，讓您的體質無論酸鹼都能無所遁形、精準地被檢測出來！

您有酸性體質的傾向嗎？

看了前章9大容易有酸性體質的族群，您是其中之一嗎？在您正式進行酸鹼體質檢測之前，可先從下列症狀做勾選，以簡單判斷自己是否有酸性體質的傾向。請勾選符合您的描述。

□容易便祕、口臭。

□睡眠品質不佳：很難入睡、淺眠、覺得睡不好、或是醒來還想再睡。

□最近牙齦容易出血，傷口容易化膿或結痂。

□最近皮膚變差、暗沉、粗糙。

□常覺得疲勞，易累。

□最近變得健忘、注意力不集中。

□常腰酸背痛，或是關節疼痛。

□手腳、項背、頭頂容易冰冷。

□早上起床後精神很差。

□常常頭痛、肩頸酸痛。

□容易感冒。

□最近情緒不穩，變得易怒。

□最近常覺得沒有食慾（排除懷孕因素）。

◎檢測結果發表：

以上描述勾選的選項越多，體質偏酸的機率就越大。

如果勾選5項以上，就應該要儘快進行後面的酸鹼體質測試囉！

體質酸 or 鹼？一起來自我檢測吧！

關心自己和家人的健康，應該要先了解個人的體質狀態是酸或是鹼，您可以在家透過下列方法與步驟來進行，然後再視體質情況，來調整飲食與生活形態，讓身體回歸到最健康的弱鹼狀態。

★ 基本檢測 唾液測試

◎適合時機：

白天空腹時（一小時未進食）。

◎方法與步驟：

1. 吐一到二c.c.唾液於小杯或湯匙中。

2. 取一特製、敏感度高的石蕊試紙，沾附唾液，觀看石蕊試紙三秒左右的瞬間反應。

◎注意事項：

1. 石蕊試紙必須選用pH值5.5至8.0的規格，靈敏度才夠；一般pH值0到14的石蕊試紙因範圍太大，不適用。

2. 檢測時，必須看石蕊試紙的瞬間反應才正確，通常三秒左右須判讀完畢，否則顏色會不準。

3. 測試前一小時勿進食，以免增加唾液的鹼性濃度，影響準確度。

◎基本判讀：

pH大於7為鹼性體質，pH小於7為酸性體質，數值愈低，體質愈酸。

◎進階判讀：

pH值>7.2：且身體有酸性體質症狀者（第55頁），請進一步做「大魚大肉測試」（第58頁）。

pH值5.5～8.0：請續做「檸檬挑戰測試」。

pH值<6.0：常吃蔬果且無明顯酸性體質症狀者，為**G**型（第59頁）。

石蕊試紙的精準顏色變化！

檢測用的石蕊試紙建議購買敏感度高的，檢測結果較精準，市售可買到日本製及美國製兩種試紙。本書中採用敏感度最高的美國製某廠牌石蕊試紙。其顏色變化如下：

酸 → 鹼

5.5　5.8　6.0　6.2　6.4　6.6　6.8　7.0　7.2　7.4　7.6　8.0

進階檢測❶
檸檬挑戰測試

◎適合時機：

進行唾液測試後，白天空腹時（一小時內未進食）。

◎方法與步驟：

1. 將半顆新鮮檸檬榨汁。

2. 約以一比一的比例，加一湯匙水稀釋後飲用，兩分鐘後使用石蕊試紙檢查唾液酸鹼值。

◎注意事項：

1. 由於唾液每天的酸鹼值會受荷爾蒙與進食的影響，如果要監測每天酸鹼體質是否有變化，建議儘量固定在每天同一個時段測試，例如每天早上十點或下午三點的空腹時段，比較能準確觀察體內酸鹼值變化曲線。拿今天早上十點的數值去比較明天下午三點的數值，是不夠客觀的。

2. 測試前一小時內不要進食，以免增加唾液中的鹼性濃度，影響準確度。

◎結果：

- **pH值>8.0** 且之前唾液測試pH值大於7.0，為**A**型（見第59頁）。
- **pH值>8.0** 但之前唾液測試pH值小於7.0，為**B**型（見第59頁）。
- **pH值<8.0** 但之前唾液測試pH值大於7.0，為**C**型（見第59頁）。
- **pH值<8.0** 且之前唾液測試pH值小於7.0，為**D**型（見第59頁）。

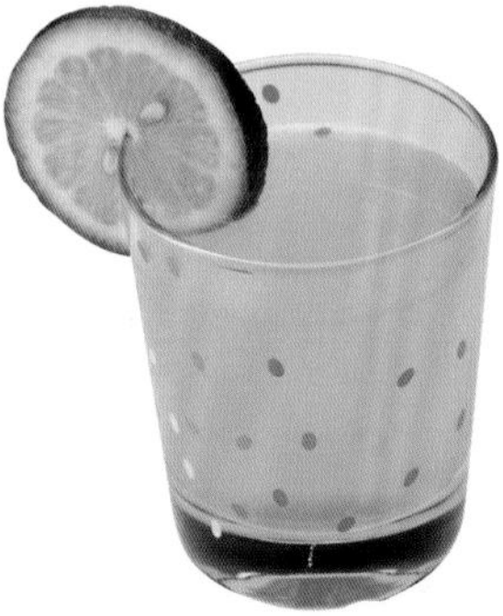

進階檢測❷ 大魚大肉挑戰測試

◎適合對象：

進行過唾液測試，顯示pH值大於7.2，且身體有酸性體質症狀者（見第27或55頁），需要進一步驗證。

◎方法與步驟：

1. 連續三天都不要攝取鹼化食物，如蔬菜、水果，只吃酸化食物，如雞肉、豬肉、白米飯等大魚大肉。

2. 吃了三天大魚大肉之後，取尿液進行檢測，觀看石蕊試紙上的反應並記錄下來。需連續進行兩天。

◎注意事項：

和檸檬挑戰測試一樣，儘量固定在每天同一個時段測試，最佳測試時間是白天，如下午三點左右，尿液濃度比較不容易受其他因素干擾。

◎結果：

pH值<5.8

連續兩天尿液pH值小於5.8，呈酸性，而之前唾液測試pH值大於7.2，為**E**型（見第59頁）。

pH值>8.0

尿液呈鹼性，pH值由6.0上升到7.0，或從7.0上升到8.0，且之前唾液測試pH值大於7.2，為**F**型（見第59頁）。此人唾液與尿液所呈現的鹼性為假鹼性，是阿摩尼亞分泌太多所引起，詳見第63頁。

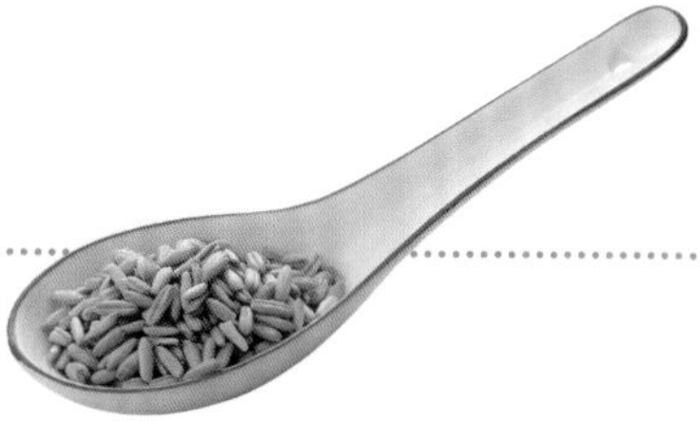

雜糧不是鹼化食物喔！

一般人常以為生機飲食中常見的五穀雜糧如小麥、糯米、燕麥、玉米、大麥等，應該和青菜、水果同一類，屬於鹼化食物。但其實經過燃燒後，五穀類的食物灰燼（ash）呈現酸性，就像五穀類被人體食入，經過新陳代謝分解作用之後的殘渣一樣，和魚類、肉類是同一國的酸化食物。

檢測結果類型分析

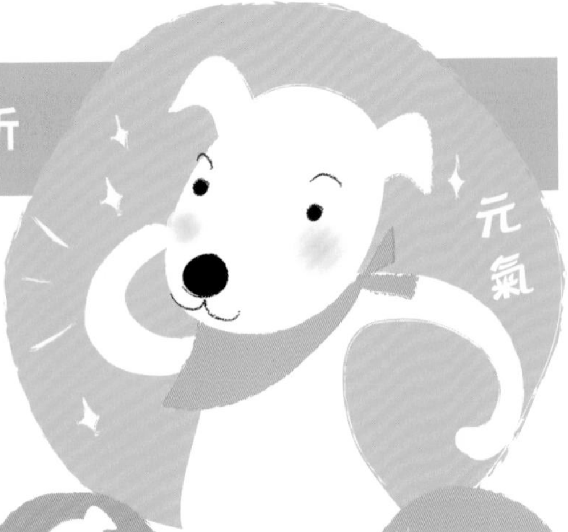

A型 ★★★★

您擁有得天獨厚的健康鹼性體質，自律神經正常，繼續保持良好的狀態！

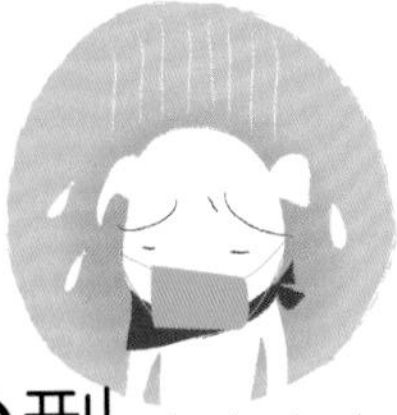

D型 ☆☆☆☆

常常覺得身體不舒服，出現許多酸性體質的症狀，為了下半輩子的健康著想，必須下定決心，認真調整自己的體質。

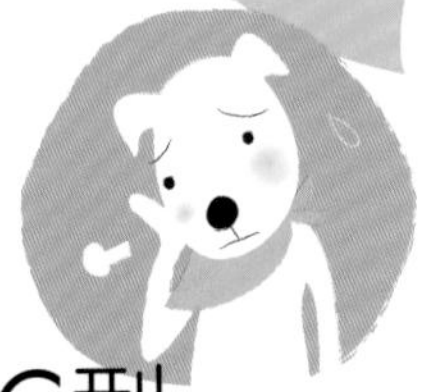

C型 ★☆☆☆

要開始關心自己的身體健康囉！自律神經已經出現失衡的狀況，應該好好調整一下飲食和生活習慣。

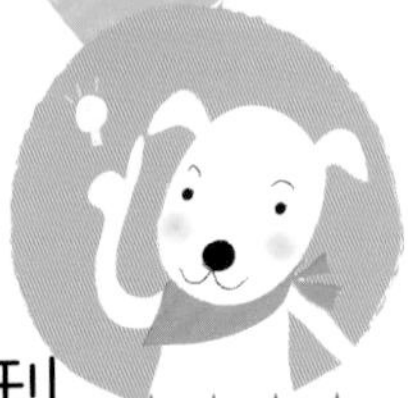

B型 ★★☆☆

雖然身體可能出現一些狀況，但體內的鹼性物質還有庫存，身體還能調適，算是還好，可以再加油的狀態。

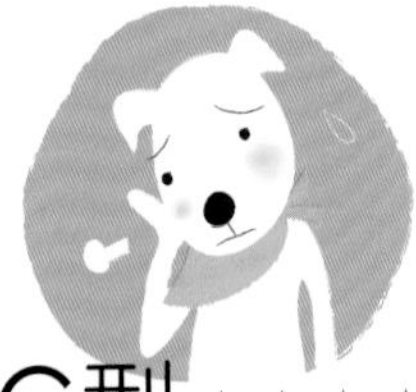

G型 ★☆☆☆

受到壓力或憤怒、挫折、恐懼、緊張等情緒因素影響，交感神經亢奮，神經系統一時反應不及。雖飲食習慣可能不錯，但情緒已影響生理，需要緩解。

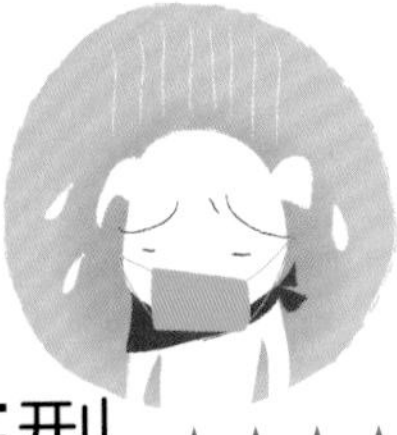

F型 ☆☆☆☆

極酸體質，健康問題真的很嚴重。身體上的疾病除就醫接受治療外，建議同時調整飲食與生活，當酸性體質慢慢獲得改善後，生活品質也會獲得提升。

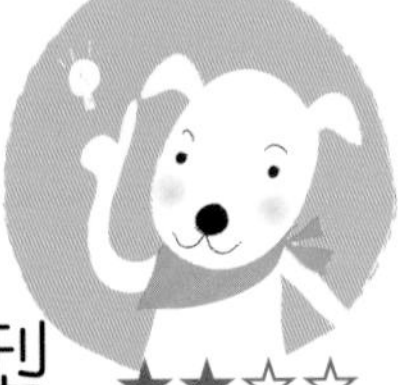

E型 ★★☆☆

表示體內的鹼性物質還有庫存，身體還能調適，平常應多食用鹼化食物，維持規律而適量的運動。

（★★★★表示**GOOD**，★★☆☆表示**OK**，★☆☆☆表示**BAD**，☆☆☆☆表示**Really BAD**）

◎互相制衡的交感神經、副交感神經

結構	交感神經的作用	副交感神經的作用
唾液腺	減少唾液	增加唾液
心臟	心跳加快	心跳變慢
胃	減少蠕動	分泌胃液，促進蠕動
小腸	減少蠕動	促進消化
大腸	減少蠕動	促進蠕動
肝臟	刺激肝醣轉換成葡萄糖的反應	
腎臟	減少尿液分泌	增加尿液分泌
腎上腺	刺激正腎上腺素和腎上腺素的分泌	

自主神經的作用為何？

自律神經系統（ANS）又稱自主神經系統，是一種不受意識控制而能自動調節與運作的神經系統，控制許多器官和肌肉，如心臟、胃、血管、膀胱、內分泌腺及汗腺等。例如，我們可以用意志力命令呼吸停止一分鐘，但卻不能用意志力命令心臟跳快一點或跳慢一點，這是因為心臟的跳動屬於自主神經系統，這個神經系統會自己控制自己（所以叫自主，也叫自律），我們無法用大腦皮質（意志力）來影響它，反觀，呼吸就不是由自主神經系統所支配。

自主神經系統包括交感神經與副交感神經兩大系統，自主神經很容易受到壓力或憂鬱等精神方面的影響，當自主神經失常時，便可能出現便祕或腹瀉、胃潰瘍、心悸、疲倦、頭痛、頭暈、失眠等生理症狀。

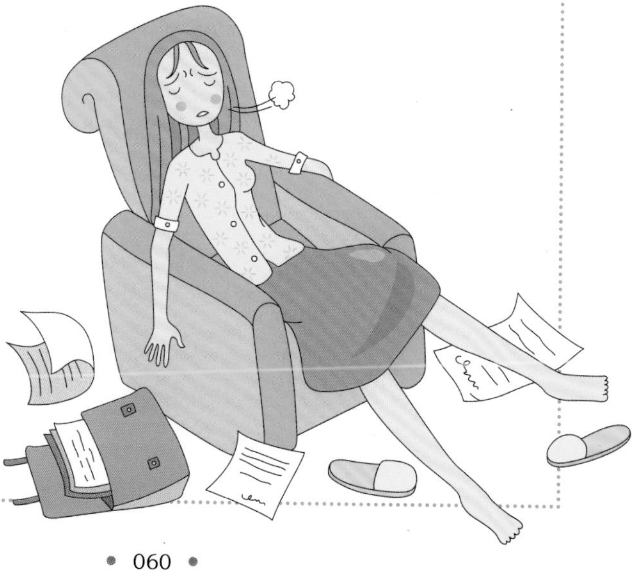

★ 酸鹼測試結果大解析！

酸鹼測試結果大解析！

第一章我們提過，唾液可視為體液的代表。唾液是由唾液腺所分泌的，唾液腺包含腮腺、舌下腺、下頷下腺、頰腺等，其中最大的是腮腺（詳見第28頁的圖）。

打個比方，腮腺好像一個房子大門上的鑰匙孔，唾液則是從鑰匙孔漏出來的空氣。房子裡面的空氣好壞，有沒有點蚊香、噴香水或是在滷豆乾，都可以從鑰匙孔所吹出來的空氣來判斷。因此，我們不必打開大門、不必進到屋子，透過鑰匙孔就知道屋裡在做什麼。

我們無法解剖活人，直接測量各種體液的酸鹼值，但是卻可以透過唾液，得到最初步的印象，如果有疑問就再做進一步的挑戰測試。

唾液測試大揭祕！

所以，唾液檢測是酸鹼體質的第一個步驟，有些時候，只要用唾液測試，就能初步判斷身體屬於酸性體質或鹼性體質。

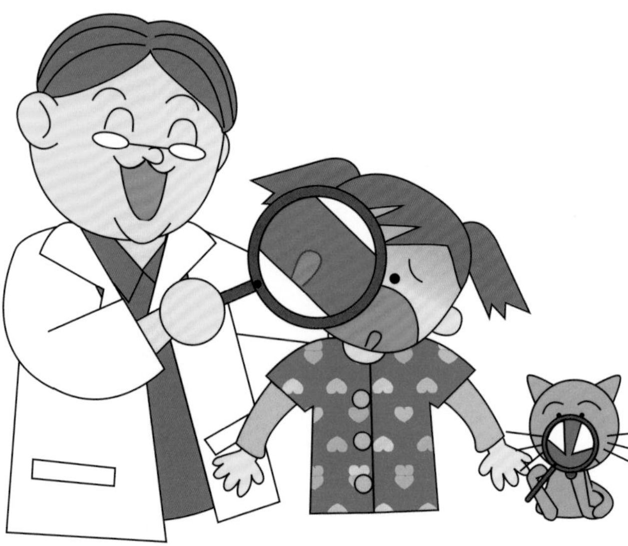

❶唾液測試pH值大於7.0

換句話說，酸鹼檢測的第一階段，就是讓每個人先進行唾液測試，當測出來的反應在pH值7.0以上，而且身體無任何第27或55頁所提的酸性體質症狀時，代表現階段的身體算是健康，屬於鹼性體質。

值得注意的是，健康唾液應呈pH 7.2的弱鹼性，若是pH值高於7.4時，應該考慮是否為下面的假鹼性，建議進行大魚大肉挑戰測試。

❷唾液測試pH值大於7.2＋身體有酸性體質症狀

如果測出來的反應是pH值7.2以上的鹼性，而受檢者本身又有很多酸性體質的症狀，如過敏、腰酸背痛甚或糖尿病等重大疾病，就要提高警覺。

因為很有可能唾液呈現鹼性是一種假象，是身體極酸之後，瀕臨崩潰邊緣，動用緊急系統，使鹼性的阿摩尼亞分泌出來，所以，身體雖然很不健康，卻使唾液呈鹼性。這是唾液測試中最戲劇化的地方。

受檢者需要進入下一階段的交叉比對，用大魚大肉挑戰測定身體是否真的處於假鹼性的極酸狀態。

◎續做大魚大肉挑戰測試後，結果呈酸性：

如果受檢者的尿液變酸了，就表示好現象，代表身體還能將多餘的酸性物質從尿液中排掉，而且維持身體在鹼性的狀態。

◎續做大魚大肉挑戰測試後，結果呈鹼性：

如果尿液還是鹼性，代表現階段身體狀況真的很不好，明明攝取那麼多的酸化食物，而身體又沒有足夠的鹼性物質可以中和那些吃進體內的酸性物質，只好動用到緊急狀況的氨（NH_3）。

氨的pH值是9.25，也就是俗稱的「阿摩尼亞」（amonia），去中和身體內過多的酸性物質（大魚大肉），此時尿液因為含有許多鹼性的氨，才會呈鹼性。好比社會出現暴動，警察人力不足，而狀況又十分危急，才會動用到軍隊出面鎮暴（如第63頁的圖表）。

◎大魚大肉檢測分析

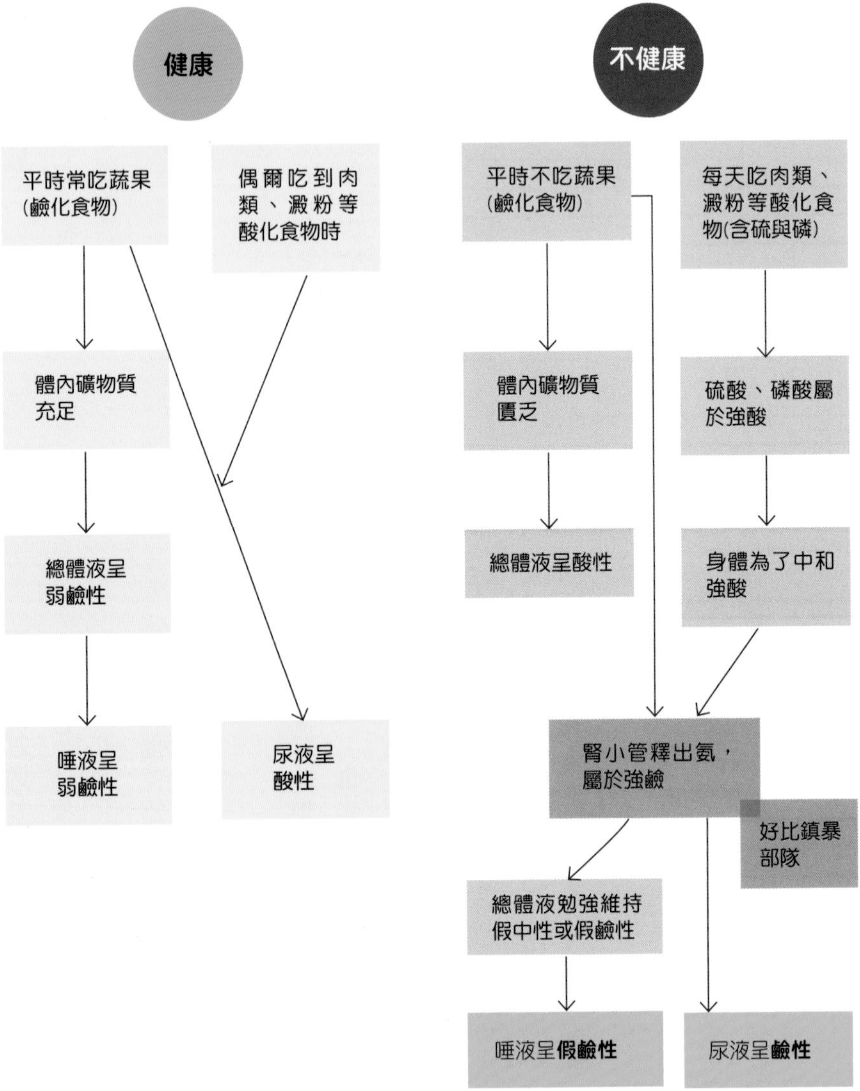

大魚大肉挑戰測試後，結果呈酸性，代表鹼性體質的健康人；假使大魚大肉挑戰測試後，結果呈鹼性，代表非常不健康的酸性體質人！

❸任何唾液測試的pH值

任何唾液測試的結果，從pH5.5到8.0，為了更精確判讀，都可以再做檸檬挑戰測試：

◎檸檬挑戰測試後，唾液檢測結果呈鹼性（pH值大於7.0）：

由於檸檬是強酸性，進入口腔以後，身體為了將口腔恢復成鹼性環境，會刺激副交感神經大量分泌唾液和胃液，如果此時檢測唾液的結果為鹼性提高，pH值達到8.0，表示身體真的很健康，鹼性物質也足夠，自主神經反應也正常。

如果在攝取檸檬之後，唾液中的pH值未達8.0，表示自主神經的反應不夠好，副交感神經受到的刺激較弱，致使唾液分泌還不足。

◎檸檬挑戰測試後，唾液檢測結果呈酸性（pH值小於7.0）：

有些人做了唾液測試之後，唾液pH值反應偏酸，如5.5、6.0，但做了檸檬挑戰測試之後，pH值有提高，表示身體雖然不太好，但還算可以，體內鹼性物質還有庫存。

萬一做了檸檬挑戰測試，唾液測試還是偏酸，pH值起不來甚至下降，那表示健康問題真的很嚴重，體內酸性物質已經很多，鹼性物質匱乏，一定要趕快調養身體，以免身體出現大問題，那就來不及了。

❹唾液測試pH值小於6.0，但是平時鹼化飲食（蔬果）多，也無酸性體質症狀：

另外一種比較特殊的情形是，有些人平常攝取很多青菜水果，可能每餐的蔬果都佔了一半，但唾液測試的結果卻小於6.0，呈現酸性，這看起來很奇怪，其實表示問題不是出在飲食。

唾液偏酸是事實，所以一定有問題。造成此一怪現象的原因是飲食雖然正常，但是神經系統可能不正常。這類人通常是因為常處於壓力之下、或是常常憤怒、恐懼、挫折、緊張，導致自主神經中的交感神經活動太旺盛，生理狀況受到心理因素所波及。

可見決定體質酸鹼值的因素中，飲食來源佔一半，另外一半是神經系統，二者皆有影響。

尿液測試大揭秘！

除了檢測唾液的酸鹼值，我們也可以同時檢測尿液的酸鹼值，來呼應唾液測試結果是否準確。但是，千萬不要只看尿液的酸鹼值就斷定一切，因為尿液不夠客觀，不能代表體液。

◎尿液測試pH值大於7.0＋常大量吃蔬果

這種人最健康，身體處在鹼性體質狀態。

◎尿液測試pH值大於7.0＋常大量吃肉類、穀類

這種人最不健康，身體處在極酸性狀態，已經動用到阿摩尼亞的緊急系統，使尿液呈現假鹼性，經常吃肉類、穀類等酸化食物，身體為了排出酸性物質，尿液應該呈現酸性才對，不應該為鹼性。

◎尿液測試pH值小於7.0＋常大量吃蔬果，但是昨天有大量吃肉類、穀類

這是健康的反應，雖然平常常吃大量蔬果，尿液可能呈鹼性，但是昨天所吃大量的肉類、穀類，身體為了把其中酸性物質排出，會使尿液短暫呈現酸性的現象，等身體將其排完以後，就會恢復鹼性。

◎尿液測試pH值小於7.0＋常大量吃肉類、穀類

雖然這種飲食不好，不值得鼓勵，身體容易酸化，但是尿液呈現酸性，是身體辛苦地要把酸性物質加速排出的正常現象，總比尿液呈現鹼性好。雖然是正常反應，但是，還是建議改為多吃鹼化食物為佳。

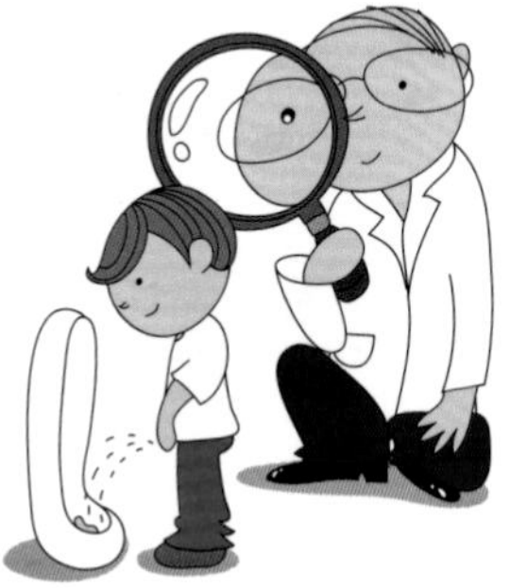

陳博士的聊天室

酸鹼體質的調整個案

唾液明顯呈酸性，需要調整體質

臨床上，我曾經利用酸鹼體質的觀念，成功治癒不少痛風病人。在這裡，我舉一個比較戲劇化的案例。

張先生，36歲，是一個尿酸很高、狀況非常嚴重的痛風病人，他服用秋水仙素和止痛藥已經一段時間了，但是卻無法控制狀況，雙腳大拇趾痛得很厲害，來我診所時是雙臂拄著枴杖，一步一步很辛苦地走來。甚至已經好幾週無法上班，成天躺在床上喊痛，就連服用最高劑量的秋水仙素也無效，太太看了也只能搖頭。

他來找我看病時，我先替他做唾液的酸鹼值測試，立即測出是pH值5.5，為極酸的體質。我當時所用的試紙最低只能測到pH5.5，更低的數值測不出來，因此我估計他的唾液真實酸鹼值可能比pH5.5更酸。

我治療他的原則很簡單，就是將他的體質調整成鹼性，他的尿酸就可以慢慢溶解掉。由於他的病症比較急，我建議他把每天要喝的水裝在二公升的寶特瓶裡，加入適量的離子鈣（一點點就好，不能太多，否則會有腐蝕性），一天分次喝完。每晚睡前咬碎一顆胺基酸螯合的天然鈣鎂錠或鋅錠。平常多吃青菜水果，多喝蔬果汁和

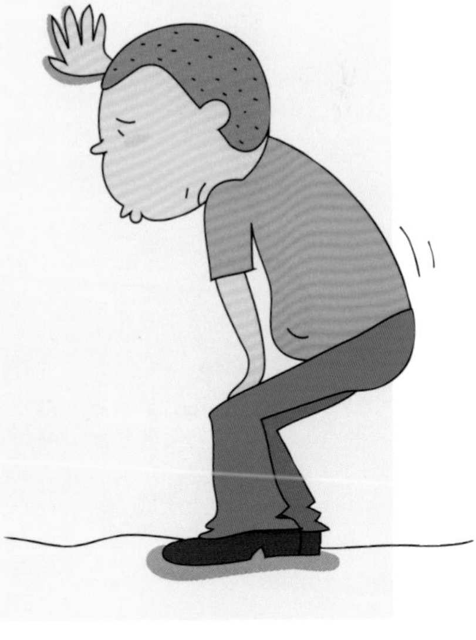

小麥苗，吃些藍藻等鹼化食物。大約一週以後，他的症狀就大有改善，走路比較不痛。兩週後，就恢復上班。

經過我的調整，這段期間他的唾液酸鹼值從pH5.5、pH6.0、pH6.4一路升上來，最後一次他回來複診時，其唾液pH值已到了7.2，整個人顯得很體面，光鮮亮麗、神采奕奕！因為精神好，身體也復原，有餘力注意自己的髮型、服裝，和一開始來求診的萎靡跛腳模樣判若兩人，而整個療程中我完全沒有讓他服用秋水仙素或任何止痛藥。

所以，治療痛風最重要的觀念是要把體質調成鹼性，關節內的尿酸結晶就會慢慢溶解，不會有尿酸結晶去刺痛關節而引起發炎，痛風就會慢慢好起來。這是很簡單的酸鹼中和觀念，國中生就可以懂。吃止痛藥只是治標，不能根本解決問題。

唾液也會有假鹼性

臨床上，很多患者在唾液檢測時，結果顯示為鹼性，甚至是強鹼，但實際上明明患者的身體有一堆問題，怎麼唾液會呈現「健康」的鹼性呢？這時就必須請患者再做進一步的交叉比對，釐清唾液呈現鹼性是否為假象，因為唾液呈現假鹼性，可能會比唾液酸性的結果更為嚴重，更加需要調整。

有個女性病患一開始做唾液測試的結果顯示為鹼性，pH值7.6，但她本身有8公分大小的子宮肌瘤，而且常腰酸背痛、容易疲倦、精神狀態也不佳，有明顯的酸性體質症狀。我再請她進行大魚大肉挑戰測試，到第二天她就覺得受不了，身體更不舒服，進行尿液測試結果顯示呈強鹼，得到患者為酸性體質的驗證。

Column

患者經我建議調整體質，多食用青菜水果等鹼化食物，以及適當的天然藥物之後，身體的不適獲得減輕，子宮肌瘤也縮小到1公分左右，整個人變得清爽，唾液測試也恢復正常。

體質調整會有過度期

一旦懷疑唾液呈現的鹼性是假鹼性的時候，就要進一步做大魚大肉挑戰的測試，經過大魚大肉挑戰測試結果，如果證實是假鹼性的極酸體質患者，在補充鹼化食物的時候，會先經歷一段尿液酸鹼值呈現很酸的期間，患者越補充鹼性物質如鈣離子或鈣鎂錠，尿液就越酸，pH值一路降到pH 5.5。

因為此時身體的自癒力已被啟動，身體的智慧會想將體內的酸性物質儘快排掉，大約需要幾週到幾個月的時間，把酸性物質慢慢排完之後，身體才會慢慢恢復，尿液和唾液酸鹼值逐漸上升到pH 7.0。這是比較特殊的現象，必須事先知道。

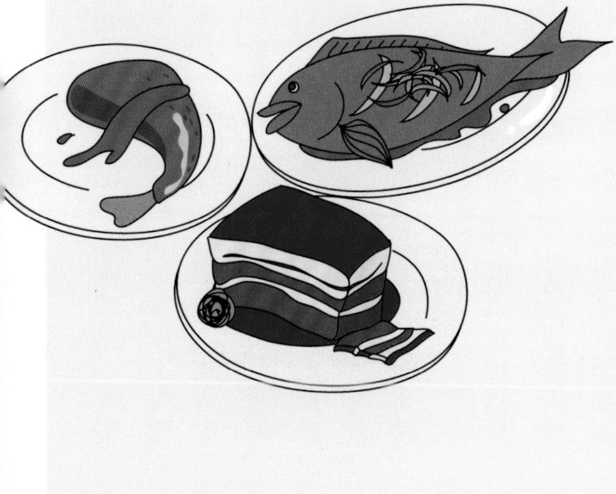

★日常飲食觀察檢測法

上述檢測方法，主要是用唾液或尿液pH值，來區別體質是酸性或鹼性，我們也可以倒過來，從日常飲食習慣，再結合尿液測試，來區別體質是酸或是鹼。

◎經常食用鹼化食物如蔬果者：

1. 測試尿液結果呈現鹼性（pH值大於或等於7.0），代表身體很好。

2. 任選一天多攝取酸化食物如肉類、穀類，隔天測試尿液結果呈現酸性（pH值小於7.0），代表身體正常。

◎經常食用酸化食物如肉類、穀類者：

1. 測試尿液結果呈現酸性（pH值小於7.0），代表身體正常。

2. 測試尿液結果呈現鹼性（pH值大於或等於7.0），表示身體健康有問題，屬於極酸體質，尿液中的鹼性只是假象，需要立即調整體質。

看了那麼多檢測，有唾液，有尿液，又是檸檬和魚肉挑戰，又要看平時飲食，是否已經暈頭轉向了？沒關係，下方有一張速記表。如果你實在搞不清楚前面所說的，可以先記住這張表，多測幾次，等到熟練之後，你就可以回到前面比較詳細的解說，腦子自然豁然開朗。

酸鹼檢測速記①②③

① **唾液呈鹼性，GOOD：**唾液只要是鹼性（大於7），身體大抵上還不錯，除非是假鹼性就很糟糕；如果是唾液呈酸性（小於7）也要很小心喔！

② **尿液呈酸性，OK：**尿液只要是酸性（小於7）就不需擔心，如果是鹼性（大於7）要回頭檢視平常的飲食喔！

③ **尿液正常，唾液偏酸，BAD：**尿液pH值正常（大於7），但唾液pH值偏酸（小於7），表示交感神經太興盛，最近可能受到壓力或感到焦慮、緊張，建議可以去學瑜伽、八段錦、太極拳等溫和的伸展運動，調適身心。

★檸檬挑戰測試精確版

前面（第57頁）已介紹過檸檬挑戰測試的基本方法，接下來針對檸檬挑戰測試，進行更詳細的精確分析與說明、將檸檬挑戰測試得到的數據製作成曲線，可以更進一步掌握自己的健康資訊。

人體內有很多細胞，細胞外有組織液，身體可以將組織液回收到循環系統再利用，回收後進到兩種系統，分別是靜脈系統和淋巴系統，前者由微血管↓小靜脈↓大靜脈↓心臟，進入心臟循環系統。後者是淋巴系統，透過肌肉自有的張力，將組織液經由壓縮輸送到淋巴管↓淋巴結↓大淋巴管↓大靜脈↓心臟。

唾液和組織液相連結，我們可由唾液這個鑰匙孔，去窺測全身組織液甚至淋巴液的酸鹼度，觀察其中的礦物質庫存量是否足夠，就像透過鑰匙孔去聞整個房子的味道，推測房子目前狀況如何。進行檸檬挑戰測試的目的，就是要從唾液看出組織液和體液的狀況。

唾液隨時隨地都在分泌，除非是患了乾燥症，使得分泌唾液的腺體受到破壞，分泌出來的唾液變成濃稠的黏液。正常唾液的酸鹼值其實是很動態的，隨時都可能改變，假設一個人原本靜坐看書，突然間聞到自己偏愛食物味道，口水瞬間大量分泌，我們的唾液就是這麼靈敏，每秒都可能不同，所以將唾液變化做成曲線分析，可進一步判讀身體健康狀況。

檸檬挑戰測試精確版

◎準備工具：方塊表格、pH 5.5至8.0的石蕊試紙7段或酸鹼測試儀、新鮮檸檬汁一匙、碼錶。

◎步驟：

1. 先測量唾液的基本酸鹼值。將唾液置於一小杯或湯匙中，取一特製、敏感度高的石蕊試紙，末端一到兩公分輕沾唾液，立即拿起並紀錄石蕊試紙三秒內的瞬間反應。

2. 檸檬汁加一湯匙開水稀釋後喝下，立即用石蕊試紙輕沾唾液測試，記錄下酸鹼值。此時酸鹼值通常是pH 5.5或破表。

3. 以碼錶計時，一分鐘後再吐唾液測試一次，之後每一分鐘測一次，如此連續紀錄，喝完檸檬汁後總共要測六次，將所得數據連線成表，即為檸檬測試反應的曲線圖。

◎注意事項：

新鮮檸檬汁與開水比例為一比一，避免酸度太強，有些人牙齒的琺瑯質比較薄，光喝檸檬原汁可能會受傷，且對有牙周病或牙齒敏感的人來說，也會很痛。所以一比一稀釋過後會好一些。

測試分析說明

每個人的檸檬挑戰測試（精確版）曲線圖可能都不太一樣，下面大致介紹幾種反應。

《標準型》

唾液基本測試一開始是pH 7.2，喝了檸檬後下降到pH 5.5，一分鐘後又回升一點，之後一路緩升。喝了檸檬後，身體會為了中和檸檬，分泌很多唾液，運用體內許多鹼性物質，因此後來唾液反而會跳回更高的酸鹼值，滿五分鐘應該會超過pH 7.2，升到pH 7.6，是很標準的反應。

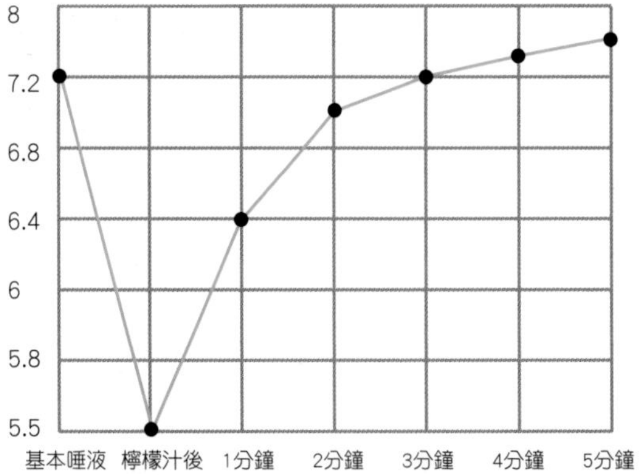

基本唾液	檸檬汁後	1分鐘	2分鐘	3分鐘	4分鐘	5分鐘
7.2	5.5	6.4	7.0	7.2	7.4	7.6

《邊緣型》

這類型的人，體內鹼性資源還算可以，但後勁有點不足，從喝了檸檬汁後的曲線可知，滿五分鐘時唾液中的酸鹼值還沒超過pH 7.2，很可惜，距離標準型只差一點點，身體內的鹼性資源快要開始缺乏了，應該即時關心自己的健康，調整回良好狀態。

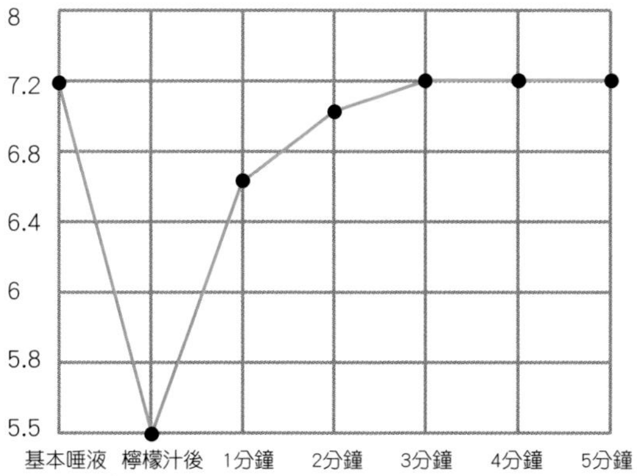

基本唾液	檸檬汁後	1分鐘	2分鐘	3分鐘	4分鐘	5分鐘
7.2	5.5	6.6	7.0	7.2	7.2	7.2

《鹼缺乏型》

這類型的曲線有點戲劇化，喝了檸檬汁後，體內鹼性資源仍不太夠用來中和酸性物質，雖然暫時提升，三分鐘後又掉下來，表示這一類人的健康問題雖然還不是很嚴重，但也需要調整體質，儲備鹼性資源。

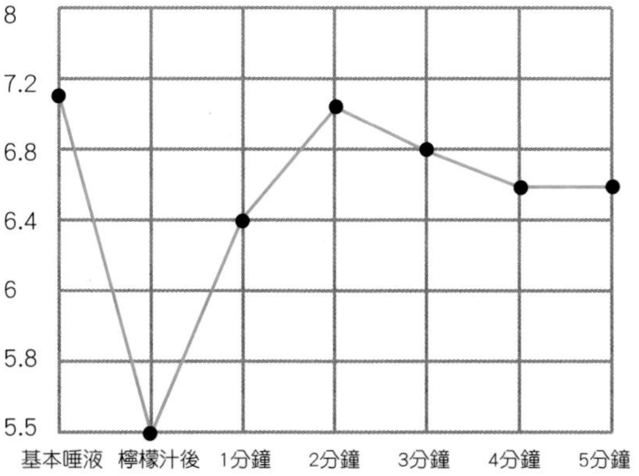

基本唾液	檸檬汁後	1分鐘	2分鐘	3分鐘	4分鐘	5分鐘
7.2	5.5	6.4	7.0	6.8	6.6	6.6

《缺鹼性—交感神經過盛型》

唾液基本測試只有pH 6.4，已經是酸性體質了，喝下檸檬汁後馬上衝到pH 8，接著曲線也沒有下降很多。表示這類人的健康問題比較嚴重，體內很缺乏礦物質，已經傾向假鹼性體質。經過檸檬酸激發之後，代償性分泌pH 9.25的氨（阿摩尼亞，為強鹼），才會使鹼性數據立即衝到很高，如果發揮作用的是體內正常的鹼性物質，如鎂、鋅、銅、錳、鉀、鈣等，就不會使唾液的鹼性數據一下子劇烈拉高。

由後面曲線沒有下降很多的情形看來，這類型的人都是用氨來控制酸鹼度，相當糟糕，必須正視自己的健康狀況，同時也要注意交感神經太旺盛的問題。

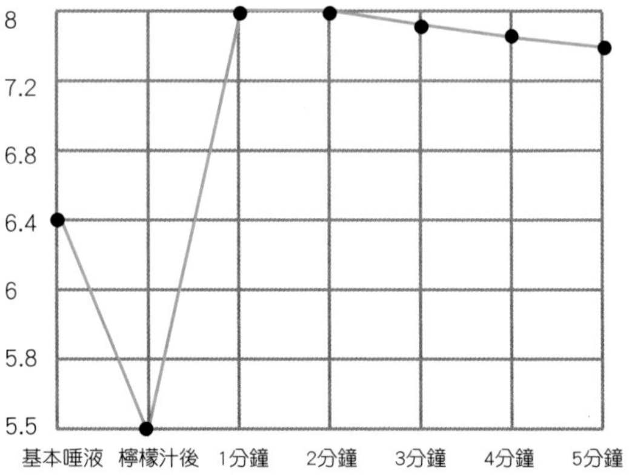

基本唾液	檸檬汁後	1分鐘	2分鐘	3分鐘	4分鐘	5分鐘
6.4	5.5	8	8	7.9	7.8	7.7

《非缺鹼─交感神經旺盛型》

這類型跟上一型的人有點像，也是交感神經太旺盛，身體常處在緊張、焦慮狀態。由下降明顯的曲線看來，一開始只分泌一點點阿摩尼亞，之後就沒再分泌，而運用本身的礦物質來中和酸性物質，也表示他的健康狀況比上一型的人稍微好一點。

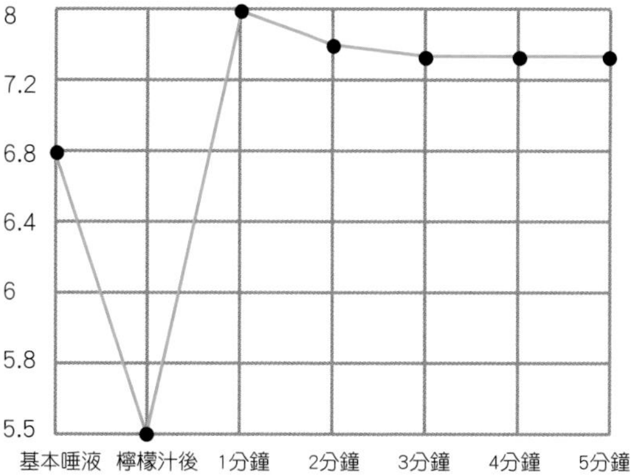

基本唾液	檸檬汁後	1分鐘	2分鐘	3分鐘	4分鐘	5分鐘
6.8	5.5	8.0	7.6	7.4	7.4	7.4

《真正缺鹼型》

原本的唾液測試就是酸性體質，喝了檸檬汁後唾液還是無法呈鹼性，甚至連阿摩尼亞都製造不出。這類型的人，細胞、腎臟都處於疲乏狀態，健康狀況非常糟糕，可能患有重大疾病，應該立即抽血，進行肝、腎功能檢查及全血檢查（CBC），包括紅、白血球比例及血球大小等。

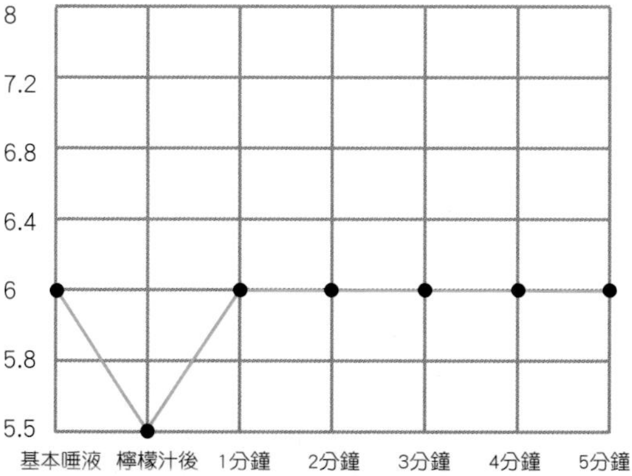

基本唾液	檸檬汁後	1分鐘	2分鐘	3分鐘	4分鐘	5分鐘
6.0	5.5	6.0	6.0	6.0	6.0	6..0

酸中毒傾向測試法：
憋氣測試和呼吸頻率測試

前面所介紹的，都是要購買石蕊試紙，來測試唾液或尿液。以下，我們將介紹兩種測試，可以方便您不用花費隨時隨地操作，而且除了手錶之外，不需要其他工具。

一般人能自行檢測的體液酸鹼值，除了急診室用的動脈血檢測法之外，我們前面的章節都已經介紹過了，可以作為調整體質的參考依據；如果您做完上述檢測之後，發現結果是極酸體質的人，我建議可以再進一步做下列「憋氣測試」和「呼吸頻率測試」，若檢測結果仍是不佳的，有可能具有酸中毒傾向，要考慮就醫求診。

另外有些人的身體，平常可能就有些狀況，也可利用簡單檢測，進一步了解自己的健康情形。

人體有兩大系統可以平衡血液的pH值，將血液中的酸鹼值控制在介於pH 7.35至7.45之間很窄的範圍內，分別是以肺臟為主的呼吸系統，和以腎臟為主的代謝系統，如果肺或腎失常，會造成酸中毒或鹼中毒。

根據異常的原因可進一步分成呼吸型酸中毒、呼吸型鹼中毒、代謝型酸中毒及代謝型鹼中毒。

臨床上，真正因酸中毒或鹼中毒而就醫的狀況通常很嚴重，都必須送急診室處理，但是一般人從身體健康正常到生重病，有一段過渡期，可以

◎憋氣測試

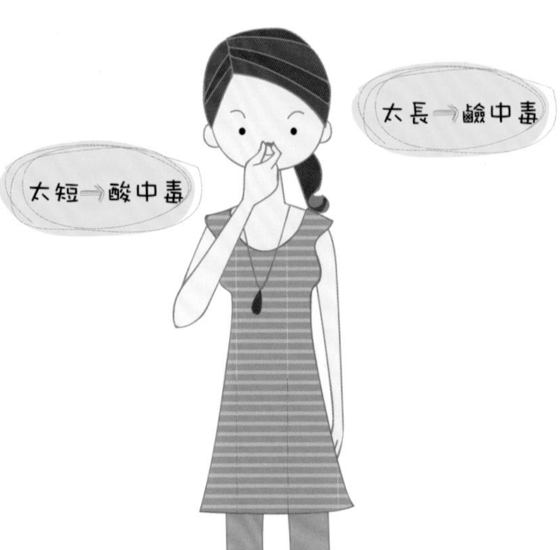

透過兩種簡單的檢測：憋氣測試和呼吸頻率測試，測知本身是否有酸中毒的傾向。

1. 憋氣測試

如果一個人有氣喘、心臟病或呼吸道有狀況，如上呼吸道感染、痰多、感冒，憋氣時間當然無法撐很久；而像運動員、常游泳、常練習氣功或擅長運動、腹式呼吸法的人，缺氧的耐受度比較高，憋氣時間可以比一般人更長，約八十到九十秒；排除上述對象，一般人暫時停止呼吸的時間，若太長或太短，都屬於異常。

假設一個身體不太好的人憋氣時間可以撐很久，持續好幾分鐘，表示身體的異常是偏向鹼中毒，因為鹼性的環境，缺氧的耐受度會比較高。身體傾向鹼中毒的人，呼吸會很久、很慢。

正常人進行憋氣測試，可以停止呼吸的時間是四十到六十五秒。若高於六十五秒，又非經常運動或是擅長氣功的人，就要留意鹼中毒的傾向，有可能是代謝型或呼吸型鹼中毒。

◎憋氣測試結果

自我檢測狀況	憋氣時間	可能結果
憋氣時間太短	20～30秒	酸中毒
憋氣時間正常	40～65秒	體質健康
憋氣時間太長，但非運動員	>65秒	鹼中毒
憋氣時間長，為運動員	80～90秒	體質健康

體內太多氧氣也不行

當身體內的氧氣太多，大腦會誤以為氧氣已經十分充足而放慢呼吸，尤其是需要載氧氣罩呼吸的重病老人，氧氣的供給必須控制在醫師所開的處方範圍。如果擔心患者喘不過氣，擅自調整氧氣製造機，例如將每分鐘2公升供氧量改成每分鐘4公升，就可能造成患者窒息死亡。當氧氣太多時，大腦會抑制呼吸中樞，停止或減少呼吸，稱為「代償性壓抑」。

憋氣時間短，顯示的健康警訊！

◎憋氣時間短，體質酸化最常見

現代很多人憋氣只能維持二十到三十秒，常見的原因即是酸中毒的傾向。有這種傾向的人，雖然還不到送急診的地步，但是身體在氧氣的運送和使用上容易出現問題，因此憋氣時間短，稍微動一下如爬樓梯或搬東西，便氣喘如牛。目前很多小孩是這樣，美國尤其常見，原因正是體質太酸。酸中毒也可分成腎臟引起代謝型酸中毒或肺引起的呼吸型酸中毒。

◎有貧血症狀者不容易憋足氣

憋氣時間短促，還有一種原因是貧血，紅血球裡面的血紅素不足或是紅血球長得奇形怪狀，無法攜帶足夠的氧氣，憋氣時間當然無法持久，有些人不知道自己貧血，一經憋氣測試才發現，尤其是隱藏型的貧血類型。

台灣常見的貧血類型是缺鐵型貧血、地中海型貧血、鐮刀型貧血。缺鐵形貧血常見於長期素食者。而地中海型貧血與鐮刀型貧血又分表現型與隱藏型。隱藏型貧血者，平常照常作息與活動，與常人無異，一旦熬夜、壓力大或狀況比較虛，身體就會容易疲勞、變差。

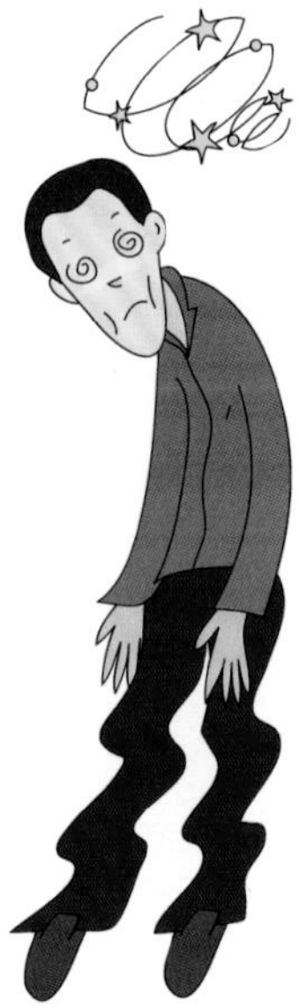

陳博士分享區

20年前的我，憋氣只能憋50秒以內，因為喜愛肉食，很少吃青菜，屬於蚊子酷愛叮咬的酸性體質。一群人出遊，我總是第一個被蚊子叮；後來調整體質，每餐加入有機蔬菜、水果，蔬果的比例佔一半，加上練八段錦、太極拳，體味變得比較清淡、口氣變得比較清香，連蚊子都不喜歡叮我了，一整天下來不容易疲倦，憋氣時間甚至也提高到了80秒以上。

◎缺乏抗氧化劑，憋氣難憋久

抗氧化劑可以讓細胞比較不容易衰老和死亡，如維生素A、C、E及礦物質鋅、硒，當身體缺乏上述抗氧化劑或是許多植物性營養素不足時，便會使身體的運作變得比較差，也容易讓憋氣時間變短。

◎情緒因素也會影響憋氣時間

情緒起伏、面臨龐大的壓力或突如其來的壓力、焦慮、緊張等因素，也會影響大腦，讓憋氣時間變得短促。

2.呼吸頻率測試

人的呼吸頻率由延腦和橋腦的呼吸中樞控制，而血中的含氧量是由頸動脈和主動脈的化學受器來偵測，因而得知血液中氧氣的飽和度。這二個部分的情報匯集於大腦，大腦便能決定現在呼吸的速度要多快。

除了受過氣功、腹式呼吸或瑜伽訓練的人以外，正常人每分鐘的呼吸頻率應該是十四到十八次，透過呼吸頻率測試，也可以得知一個人體質是否偏酸或偏鹼。

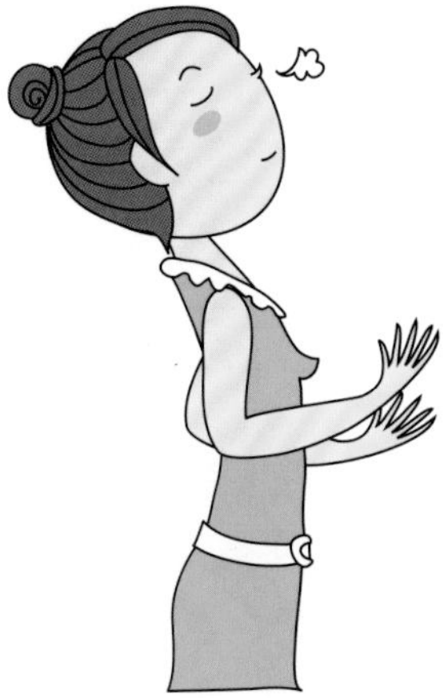

陳博士分享區

我以前在念大學時，經常練習八段錦，有一段時期，可以練到每分鐘只呼吸兩次。即便是正在練著八段錦，全身都在緩慢運動，不必刻意憋氣，每半分鐘也只需要呼吸一次，而且是呼氣、吸氣非常深長、很有效率的呼吸，全身舒暢輕鬆。

◎呼吸頻率測試

・方法與步驟：

觀察一分鐘能呼吸幾次。受試者可以躺下來或坐著看電視或看書，請旁人幫忙觀察胸腹的起伏次數或是用手去感覺呼吸的次數，並加以紀錄，一呼一吸算一次。

如果有聽診器，直接使用聽診器放在胸背上來聽也沒關係。

・注意事項：

1. 呼吸頻率可以人為控制，用大腦意識去左右（心跳屬於自主神經控制，無法隨大腦意志力改變）。所以，本項呼吸頻率測試建議不要自己測試，以免有意無意之間，過度憋氣影響測試結果，應該以平常心放輕鬆，請旁人客觀協助紀錄。

2. 進行測試時，不要刻意減慢呼氣、吸氣的頻率，以免讓自己在下一分鐘感到頭暈、喘不過氣來。

呼吸檢測結果分析

1. 如果呼吸頻率太快：

酸中毒的可能性就越大，可能是代謝型酸中毒、呼吸型酸中毒或呼吸型鹼中毒；而交感神經旺盛，壓力大、精神緊繃、甲狀腺亢進也會造成呼吸

◎呼吸頻率測試結果

自我檢測狀況	呼吸次數（次/分鐘）	可能結果
呼吸頻率太快	＞18次	代謝型酸中毒、呼吸型酸中毒或呼吸型鹼中毒等。
呼吸頻率正常	14～18次	體質健康
呼吸頻率太慢	＜14次	代謝型鹼中毒、呼吸型鹼中毒、呼吸型酸中毒等。

頻率過快。

2. 如果呼吸頻率減少：

可能是代謝型鹼中毒、呼吸型鹼中毒、呼吸型酸中毒。

◎檢查建議：

呼吸太快或太慢，可以進一步請醫師做的檢查包括：酸中毒、鹼中毒、甲狀腺亢進等，而綜合憋氣測試和呼吸頻率測試，如果兩個測試結果都指向酸中毒，建議儘快去做檢查。

最適合人類的腹式呼吸法

腹式呼吸，是動物最原始的呼吸法，也是最健康的呼吸法，一呼一吸比較深長，很有效率。其實我們在嬰兒時期，以及長大後躺著時都是用腹式呼吸法，日常活動、走路或站著時才是採用胸式呼吸。

受過氣功、腹式呼吸法訓練的人，練到後來可以連站著都用腹式呼吸，而練合唱的人常利用丹田做的發音訓練，也是腹式呼吸。

所謂的腹式呼吸並非靠肚子呼吸，而是同樣用肺在呼吸，但是，胸腔肋骨卻不動。當胸廓不動而肺膨脹時，為了要容納吸進的氣體，肺只好往下拉，使橫膈膜下降，肚腹內的器官也只好往下擠壓，就像內臟按摩一樣。

我們的內臟平常其實很少動，如果常用腹式呼吸，內臟經過按摩、像幫浦一般的效果，堆積其中的廢物也就比較容易代謝出來，氧氣也更容易進入。

◎腹式呼吸法

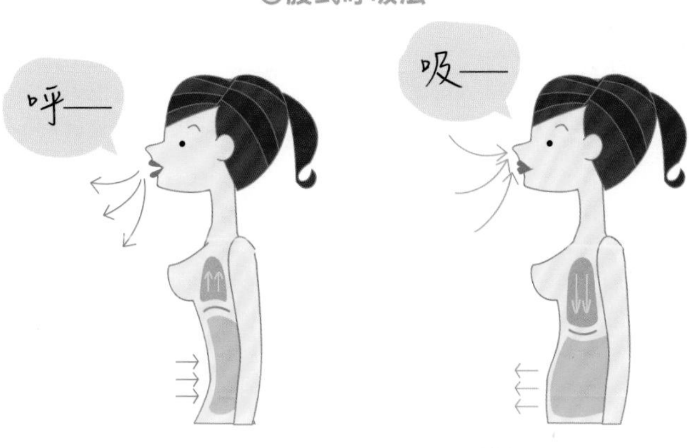

Column

睡眠的功用

陳博士的聊天室

我們常發現，歷經一天的疲累，睡一覺醒來之後，感覺就很好，這可說是大自然的奧妙，人在睡眠的時候用腹式呼吸法，不疾不徐的速度剛好，讓全身的能量都集中在修補，處在一種修補身體最有效率的狀態。

睡眠的功用：

1. 對兒童來說：睡覺的時間用來成長，小孩在白天成長很緩慢，到了晚上則努力成長發育，俗語說「好好睏，一暝大一寸」確有其理。

2. 對成人來說：白天需要應付大量忙碌的工作與壓力，身體就利用晚上的睡眠時間來修補受損細胞與組織，只要睡得好、深、熟、甜，不論前一天多麼勞累，隔天早上醒來之後就能恢復活力與體力，又變成生龍活虎了。

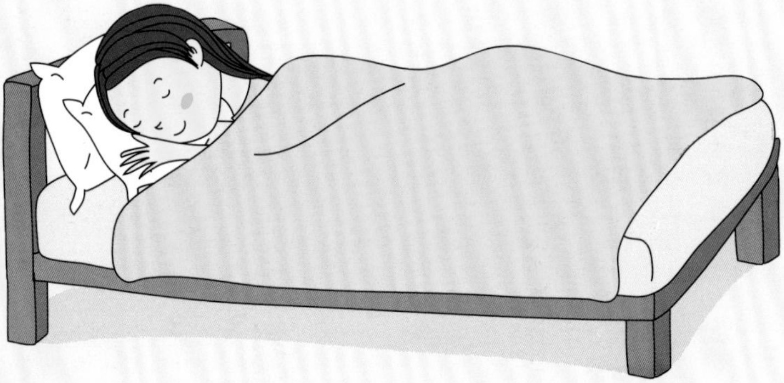

Column

陳博士的聊天室

生男生女，酸鹼體質有關係？

日本科學家認為，生男生女和體質酸鹼關係密切。如果要生男孩，媽媽的體質應該偏鹼，尤其在子宮的環境更要保持鹼性，爸爸體質則偏酸，不過仍以媽媽的體質為主，爸爸的體質是酸或鹼只是輔助性質。

我們知道，男性的染色體是二十二對體染色體加一對性染色體XY，女性的染色體是二十二對體染色體加一對性染色體XX；性染色體是XX或XY的組合，是決定男女性別最大的差異。

擁有Y染色體的精子細胞（以下簡稱Y精子），喜歡鹼性的環境，在鹼性環境下活動力比較好，游得比較快，如果Y精子先到達子宮，和子宮內的卵子細胞結合成受精卵，胎兒的性別就是男性。因此想生男孩的媽媽，平常應該多吃鹼化食物，持續多攝取青菜水果，維持弱鹼體質，讓子宮內的環境呈現弱鹼，Y精子就會游得比較快，搶得第一名，和卵子結合成受精卵。想生女孩就比較容易，日常飲食中的酸化食物不少，多吃澱粉類，或者也可以大魚大肉。

爸爸的體質狀態，剛好和媽媽相反，爸爸本身是酸性體質，對Y精子比較有利。

有些日本人很誇張，甚至利用加了礦物質的水溶液（如蘇打水），希望替子宮塑造成鹼性環境，以便生出男寶寶，但是這樣做有風險，因為鹼性溶液也具有腐蝕性，鹼性太強，不僅可能傷害身體，也可能殺死精子細胞，比例上必須非常小心，我並不建議讀者嘗試。

CHAPTER 3

為何會變成酸性體質？

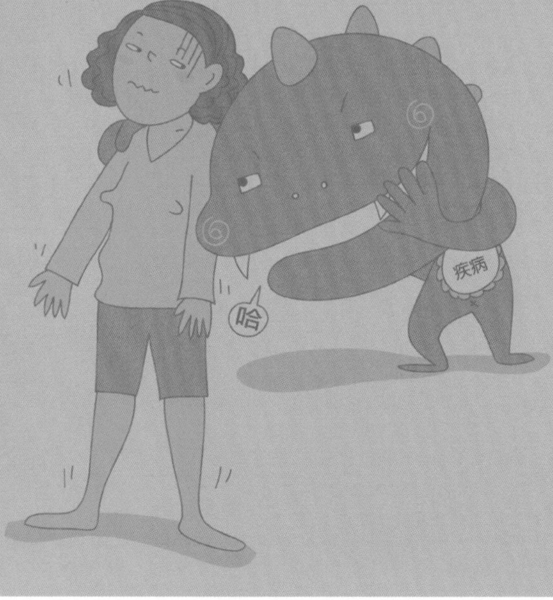

徹底揪出變成酸性體質的因子！

酸性體質並非一天造成的，快找出這些讓你「變酸」的原因吧！

◎酸性體質導覽圖

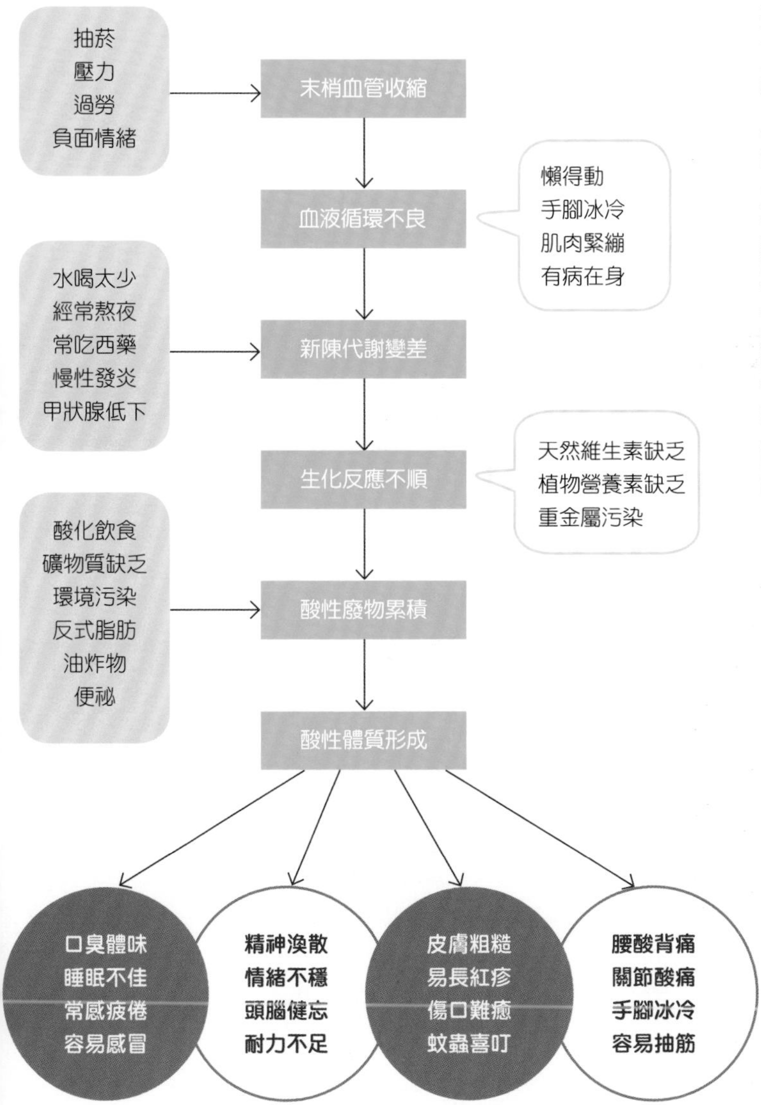

1 酸化飲食

飲食酸鹼當然和體質的酸鹼有最大的關係，這是無庸置疑的，後面的篇章也會有詳細的說明。

◎愛吃肉類、油炸物等食物

基本上，吃太多肉類、精製澱粉、壞零食、人工添加物，例如人工色素、人工香料、人工防腐劑之類的食物，都會讓人體質酸化；如果吃到含有自由基過多的油炸物，例如洋芋片、薯條、鹽酥雞、炸排骨、炸雞腿、炸臭豆腐、炸油條等超級酸化食物，更容易就變成酸性體質。

這些觀念在本書其他章節有詳細介紹，這裡就不多說了。例如，每餐飲食一定要把握「鹼化食物多於酸化食物」的原則，可惜大多數人剛好相反，詳情請見第120～124頁的酸鹼食物表、第126頁的食物四等分、第47頁的外食。

◎進食時間也與體質酸鹼有關

除此之外，有一個觀念很多人都疏忽了，那就是用餐的時間與酸性體質也有密切的關係。同樣的一餐飯，甚至是標準的食物比例，但是你早餐吃與睡前吃它，身體的酸化或鹼化的傾向，卻有天壤之別。

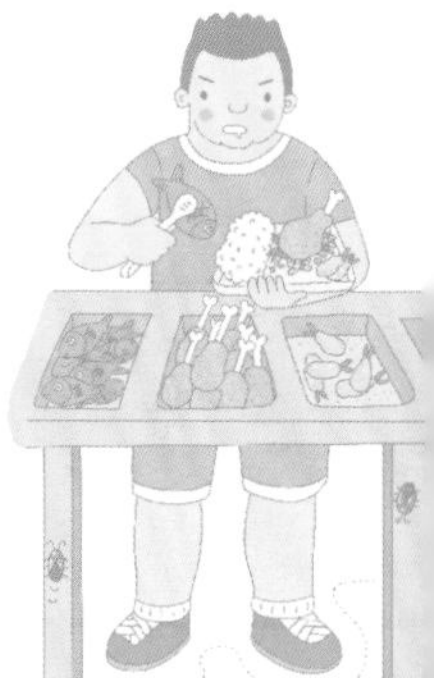

◎愛吃宵夜

宵夜的食物不管是高澱粉、高蛋白質或高油脂，你在睡覺前把這些食物吃下肚，身體便會開始進行消化並吸收，這些熱量必須被消耗或排掉，否則這些熱量要往哪裡去？

通常，一般人把宵夜吃完後，不但沒有把這些熱量消耗掉，反而在一、兩個小時以內就去睡

覺。這些熱量與養分沒地方去，身體便會在你睡覺的時候，把這些熱量和養分，以脂肪的型態儲存起來，而且囤積在腰腹，形成所謂的中廣身材，或是如啤酒肚、鮪魚肚、游泳圈、小腹婆等傳神的稱呼。

這些變形的身材，除了不美觀之外，其實對健康也有很負面的影響。舉例來說，腰腹的肥肉組織對胰島素比較不敏感，因此胰島素會被迫越分泌越多，最後形成糖尿病。

所以，愛吃宵夜的人都容易有小肚子，有小肚子的人常會血糖不穩，最後很有可能會變成糖尿病，也很容易轉變成心臟病、腦中風。這些症狀在現代人越來越普遍，美國把它稱之為代謝症候群（Metabolic Syndrome），又稱X症候群（Syndrome X），通常吃宵夜是罪魁禍首。有這些代謝不良症候群的人，身體組織裡面當然是越來越酸了。

2 便祕

便祕也容易造成酸性體質。健康的人應該要天天解便，而且糞便的形狀要像香蕉一樣呈長條狀，為淡墨綠色、黃綠色，才算正常。如果是顆粒狀像羊咩咩糞便、稀稀的像紫菜湯或有黏膩感、顏色發黑、灰色、帶血、很臭等，就是不健康的腸胃道解出來的糞便。

現在便祕的人很多，排便次數一週三次以下都算便祕，很多年輕人一個禮拜才上兩次大號。吃下肚的食物，如果沒有在二十四小時內排出來，它就是在大腸或直腸中等待。在漫長的等待時間裡，無以數計的大腸壞細菌就會一直分解排泄物，產生毒素，造成酸性體質。

壞菌太多的人，可能會常常排氣（也就是俗話的放屁）。看排氣狀況也可以窺測一個人的腸道好壞，除非吃到地瓜、黃豆之類會產生氣體的食物，否則正常人應該不會一直排氣，如果排氣過多，就要考慮是否腸內壞菌太多。

人體的消化道是從口腔到肛門，如果體內有異常發酵，就會出現異常的排氣，包括放屁、打嗝、口臭，所以腸胃道的健康，可從一個人消化道的入口和出口的味道來判斷。

口臭除了代表腸胃問題，有時候也和蛀牙有關，當一個人沒有蛀牙卻有口臭的時候，通常表示消化系統出現異常。這種異常可能還沒到達西醫所謂的疾病程度，但是從中醫和自然醫學的標準來看，已經有問題了，必須開始調理，避免惡化成疾病。

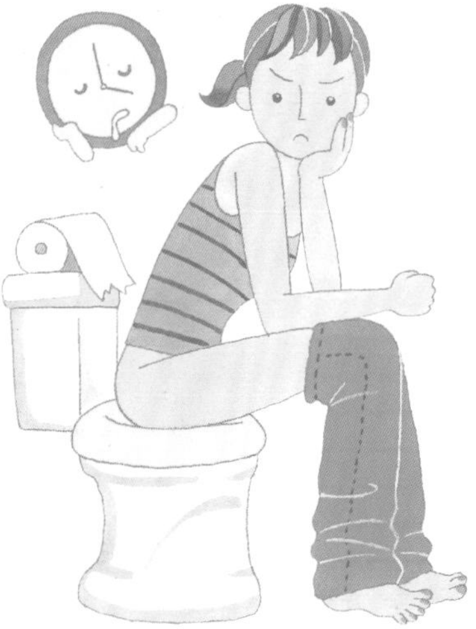

3 睡眠品質不好

睡眠品質差，怎麼睡都睡不好，體質容易變酸。包括失眠、大夜班工作者日夜顛倒，或是沉迷上網、夜間活動太多的人，還有一大族群是熬夜K書的莘莘學子。

據統計，在台北市有一大半的高中生，平均睡眠時間少於六小時。當睡眠的質與量都不好時，體內廢物會大量累積，導致人們雖然有睡覺，但身體的細胞組織不一定獲得充分修補，廢物又排不出去，讓身體酸化的情形更容易產生。而睡眠品質不好，常見原因如下：

◎腦筋停不下來

該睡覺的時間，身體雖然躺在床上了，但是頭腦一直想著當天的人、事、物，久久不能平靜，或是滿腦子還在擔心明天的工作或考試，躺了一、兩小時還未入眠。有些人是睡著之後，半夜又醒來很多次。

◎身體虛弱

身體虛弱、不舒服的人，雖然可以入眠，但是可能凌晨時就清醒，醒來以後很難再入睡。這類型屬於中醫說的腎虛，同時可能會有如膀胱無力、夜間頻尿、攝護腺肥大、脫肛、子宮脫垂、性功能衰退等症狀。

◎睡眠中斷

睡到一半就醒來，可能是因為個性與體質關係，導致淺眠、睡眠容易驚醒。有時候是環境因素，例如半夜狗吠，或是住在大馬路旁、鐵軌旁，車子一經過就被吵醒。此外，還有一種是臨床上越來越常見的「睡眠中止症候群」，每天晚上入睡後，會不自覺醒來十幾、二十次。原因是因為睡到一半呼吸停止，導致身體缺氧，激發危機反應，所以就醒過來。

這種病人非常容易打呼，睡得越熟打呼聲越大，但是會突然停止然後驚嚇醒來。打呼是因為呼吸道太多贅肉、鬆垮垮的、甚至塌陷，所以空氣經過這種呼吸道會產生打呼聲。如果因為呼吸道塌陷而讓空氣通不過，嚴重時會引起呼吸暫時停止二十到四十秒，身體此時會因為缺氧而自動驚醒。嚴重的情況，有些人一個晚上會呼吸中止、驚醒、又睡著，如此反覆十到十五次。早上醒來時，覺得昨晚明明睡了很久，但是精神卻不好，因為整個晚上，一熟睡就打呼，接著就睡眠中止，睡眠一直被自己打斷沒有熟睡，也沒有歷經REM睡眠區間，睡眠的品質不好、醒來精神當然不好。有時患者自己不曉得有此症狀，要到醫院帶儀器睡覺才能檢查出來。

身體健康的人早上醒來時，應該要感到活力十足，感覺上可以去跑馬拉松，或是來個家居大掃除，可是大多數人由於睡眠品質都不好，身體在晚上未能好好修復，以致於早上醒來後整個人懶洋洋的，經常如此當然容易變成酸性體質。

4 體質

◎基因遺傳

祖先傳承下來的血緣、基因、遺傳因素，也和體質會不會變酸有關。基本上，因為演化的關係，維持和祖先一樣的飲食習慣及生活形態，比較不會出錯。

例如蒙古人自古就在草原上和戰場上奔馳，活動量很大，遺傳到蒙古血緣的後代子孫，在飲食中可以多攝取一些肉，但要維持和祖先一樣的大量體能運動的習慣，身體才不會出錯。

拿飲食習慣來說，南方的漢人向來養牛耕田、幾千年來從不喝牛奶（但常喝豆漿），如果喝起牛奶，會有九十％的人出現拉肚子、腹痛的乳糖不耐症現象；反觀北歐人，傳統飲食都有牛奶，幾千年以來，祖先已經飲用牛奶習慣了，當初不適應牛奶的北歐人，可能生病被自然淘汰掉了，所以活下來的北歐人後代，只有十六％會有乳糖不耐症。

至於黃豆，那就剛好相反，南方漢人吃黃豆、吃豆腐、豆乾、喝豆漿，已經有數千年的歷史，所以後代子孫的我們，

睡眠與REM睡眠期

睡眠是由「快速動眼期（REM，Rapid Eye Movement）」、「非快速動眼期」兩個週期不斷地交替循環，每次循環約90分鐘，通常一個晚上約有4～5次。在快速動眼期，眼球快速轉動，身體處於休息狀態，體溫、血壓會逐漸升高，大腦則較為活潑，活動頻繁，腦波呈小幅度密集波動，與清醒時接近，講得比較淺顯易懂的話，這就是在作夢期。

如果在此時被吵醒，他會清楚記得正在做的夢，而且這個夢會是彩色的。如果15分鐘後才醒來，這個夢雖然還記得，但是已經變成黑白。如果更久一點以後才醒來，他會完全忘記所做的夢，甚至認為自己一夜無夢。

如果一個人的睡眠能夠順利經歷數個REM區間，不受打擾，早上自然醒來以後，精神會很飽滿，很有滿足感。相對的，如果在熟睡階段動不動就被吵醒，甚至被強迫醒來，早上精神就會變差。

吃起黃豆製品，身體很舒服，沒什麼大問題。反觀是歐美許多人種，祖先很少吃黃豆，最近一、二十年，歐美吹起養生風潮，學起中國人和日本人吃黃豆製品，卻頻傳過敏、腹痛、身體不適……等症狀，導致體質因此變酸。所以最近在美國，有很多酸鹼書籍的作者，把黃豆製品歸納在酸性食物的原因就在於此。

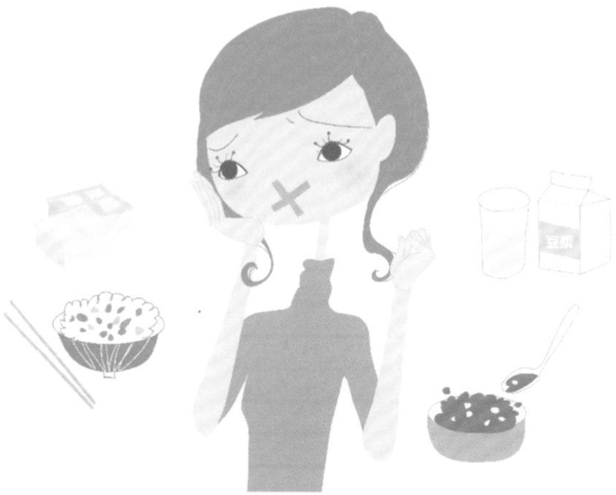

5 慢性發炎

發炎是人體處理外來物的正常生理反應，但是，如果發炎不乾脆俐落，讓身體長時期處於一種紅、腫、熱、痛的狀態，慢性發炎的部位新陳代謝率就會變差，血液循環不良，一大堆發炎產物堆積在組織裡，產生老廢物不斷堆積，而新養分進不來的兩難局面。所以，發炎的部位常常是酸化嚴重的地方，如果這種發炎是全身性的，這個人很容易就會有酸性體質。慢性發炎是很多疾病共有的現象，在現代社會當中，以過敏與自體免疫這兩種慢性發炎最為普遍，幾乎佔總人口數一大半以上，以下就針對過敏做詳細的解釋。

◎過敏

過敏者和自體免疫者的體質大多偏酸，例如過敏性鼻炎的患者，鼻黏膜腫脹、充血；氣喘患者支氣管充血；異位性皮膚炎、蕁麻疹等皮膚過

敏者也都是皮膚局部充血，這些充血現象非常容易使局部體質變酸。過敏時，局部的發炎因素，例如過敏原、免疫複合體、毒素、黴菌、病菌等等，會吸引白血球靠近，肥大細胞也會釋放組織胺、白三烯素，白血球也會分泌IL2、TNF等發炎物質呼叫更多救兵，總總一切動作，會促使一系列的發炎反應因應而生。在這種情況下，局部腫脹、充血、化膿，更會讓廢物排不出去，新的養分或氧氣進不來，局部處於一個代謝不良的狀態，也就是酸化的環境。

所以說過敏一定要徹底處理好，使病灶通暢，才能將累積的廢物如免疫複合體或毒素帶到血液中，經由肝臟從糞便中排出去；否則用壓抑的方法把致病原壓抑在局部病灶，症狀可能一時消退了，但是以後一有機會，過敏還是會發作。

通常吃西藥消炎藥或擦類固醇只是壓抑發炎症狀，皮下或黏膜裡面的廢物其實還沒有排掉，用西藥壓抑的過敏，以後一定會再復發，只是時間長短的問題。要真正將過敏原處理好，可以使用自然醫學與中醫裡的天然療法與天然藥物等，把局部疏通，發炎消退，自律神經穩定下來，血液暢行，把廢物代謝掉，這樣就可以把過敏治好。自然醫學與中醫合用，不只可以根治過敏，甚至在過敏急症發作時，也會有很好的效果，例如有些天然藥物有抗過敏、抗發炎的效果，有些針灸技術與中藥方子使用得當，也可以快速舒緩氣喘與鼻炎。

越是酸性體質，越容易過敏；越過敏，局部阻塞的狀況就越嚴重，體質又更容易變酸性，所以這是一種惡性循環，如果不理會它，它就會越來越嚴重。要徹底治好種種過敏問題，就是要藉助天然消炎藥、針灸、放血、拔罐、遠紅外線療法、特殊水療法、體質中藥方、適度緩和運動等外力，打破惡性循環，才有可能逆轉過敏，進而根治過敏。

6 生活習慣

◎抽菸

體質的酸鹼和循環系統關係密切，體內循環不好，血管收縮一差，一些老舊廢物便不易帶出，體質自然容易酸化。經常抽菸的人受到尼古丁和氮、焦油、一氧化碳等酸性毒物的影響，不僅末梢、血管循環會變得比較差，手腳通常也會比較冰冷，肺部、氣管出現癌變的機率也比一般人來得高。

◎不喝水

水的攝取量少，打個比方，就像池塘中只有一堆死水，容易發臭，要儘可能讓池塘有新鮮的水可以匯流進來，並將老舊的髒池水排掉，才不會發臭。人的身體也一樣，必須經常喝適當的潔淨水幫助新陳代謝，才能保持暢舒適。身處亞熱帶的台灣地區，一天應該要喝二公升的水，夏天要多喝一點，冬天可以少喝一些，不然身體循環代謝不良，當然容易偏酸。

我認識一些上班族或是勞工朋友，他們常因為工作關係，嫌喝水和上廁所太麻煩，工作時乾脆不喝水，一整天下來竟然等到回家後才喝，這類型的人身體都不好。我認為喝水應該採取「綿綿細雨型」的方式，像雨水潤澤大地一樣，綿綿灌溉才會綠意盎然，像美國西雅圖、波特蘭，就是這一種綿綿細雨型的氣候，所以草皮、綠樹都長得非常漂亮。反觀像沙漠地帶，平時很少下雨，一旦下雨就是傾盆大雨，這樣的氣候其實很難使植物長得好。

正確的喝水方法，應該是每天早上出門前，將一天應該要喝的水量裝入瓶罐中，帶在身邊，每隔十五到二十分鐘喝一些，只要在一天內喝完即可。如果是一天只喝一、兩次水，就算喝足二公升，效果也會像沙漠中的驟然大雨一樣，無法均衡、持續提供生命體該有的水分，對身體運作自

然較不利，尤其對於那些體質虛弱或帶病在身的人來說，更是如此。

◎過分依賴西藥

西藥吃得太多，長期下來也算受到毒物污染。西藥是自然界原本不存在的化合物，凡是西藥多多少少都會有肝腎毒性。肝腎毒性是指吃進體內後，需要肝臟進行代謝，肝臟代謝不完的毒素，就會對身體產生干擾，像副作用殘留、後遺症等。服用西藥的人，身體都會有種特殊味道。我以前在精神科工作過，我發現精神病患只要吃藥，整個身體就會有那一種味道，由於他們長期吃西藥，體內殘留的藥毒很多，身體當然容易偏酸性。

如果是服用天然藥物，比較不會出現這種情形。天然藥物都是取自於自然界原本固有的物質，如草藥、營養品，特殊植物、動物、礦物的萃取物，不是用人工合成的方式，身體比較會自然代謝。一般而言，也比較不會有肝腎毒性，也較不容易導致身體酸化。

◎熬夜

人體最好的睡眠時間是晚上十一點前入睡。因為晚上十一點到凌晨三點，正是身體進行排毒最旺盛的時間，肝臟會腫脹充血二到三倍，目的是大量、快速解毒。這時躺下來，肋骨就不會壓迫到肝臟，但如果此時還熬夜坐著，肝臟就無法放鬆充血，會影響排毒功能，白天所產生的毒素來不及解決，未解決的毒素又帶到隔天，隔天身體就會覺得酸痛、不舒服，如此不斷累積，身體就越來越疲累，越來越酸化，這就是所謂的過勞。

熬夜也是靠腎上腺素支撐，該睡覺而不睡，靠的是意志力啟動腎上腺素，再啟動循環系統，讓一天下來已很疲乏的身體硬撐。能量、養分其實都已經消耗得差不多，各器官也處於虛弱、疲累的狀態，這時再激發身體運作，就好比吃興奮

劑，會逼著身體製造更多毒素。本來該修補的細胞、組織，未能趁黃金修補時段好好修補，該排的毒素尚未排出，反而又熬夜製造更多新毒素，如此重複累積，一天會比一天會更不舒服。很多人一熬夜，隔天皮膚就變差長青春痘，所以一般人常說的晚上十一點到凌晨三點，要睡美容覺，不是沒有道理的。

7 各種污染源

污染源主要包括環境與飲食中的污染。環境污染如工廠排放的廢氣、廢水，汽機車排放的一氧化碳、多環芳香煙等；食物污染範圍更廣泛，例如某些海域捕獲的魚有重金屬污染之虞，或是餵養動物的飼料、牧草受戴奧辛污染，使雞、鴨、牛、羊也連帶受污染，或是之前的鎘米事件、砷污染事件。此外，蔬菜也可能受到污染，例如我回台灣後，幾次吃到的高麗菜、茭白筍都有很奇怪的味道，明明沒發霉，卻有很濃的霉味，後來推測應該是水源受到污染，種植出來的蔬菜才會有怪味，至於水源比較乾淨的地方如三芝、埔里，種植的蔬菜就比較沒怪味。

零食、餅乾等含有人工香料、色素、人工抗氧化劑的食品，對我來說都算污染。農藥可殺蟲，但長期食用，也可以殺人。少劑量但長期使用防腐劑和抗生素，對腸胃道的好菌也會造成傷害，並損及腸胃道細胞，影響我們對食物的吸收。

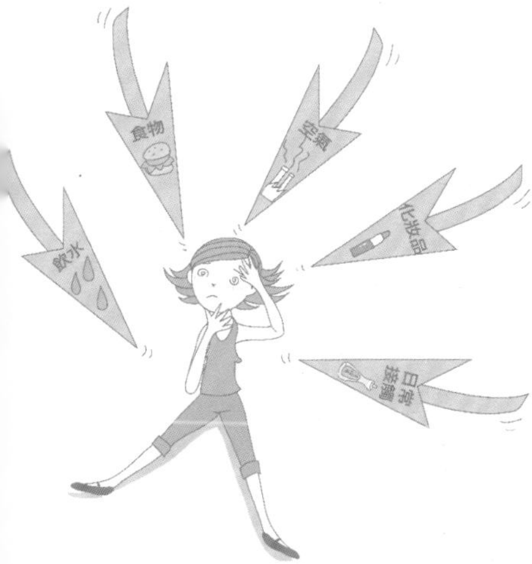

8 疾病

生病時，身體機能及組織運作都會比較差，容易變成酸性體質。

◎荷爾蒙失調

荷爾蒙失調也會令人變成酸性體質，例如甲狀腺低下時，新陳代謝率會變低、體溫下降、體型變得比較肥胖，同時體力也會比較差、睡眠時間增加、體內的廢物不容易排出，身體自然就容易酸化。

◎呼吸道不好

有些人常會咳痰，可能是長期抽菸、過敏、慢性支氣管炎或職業傷害引起。只要是肺臟功能不好，就無法帶進足夠的氧氣，也會使肺泡裡面氧氣、二氧化碳的交換失去效率，進而導致許多生化反應無法順利進行，廢物累積，體質也就越來越酸。

◎癌症

癌細胞會和正常細胞搶奪養分與氧氣，因此癌症患者通常很容易累，因為正常細胞都搶輸了，細胞沒能量來源，怎麼有體力？我有個癌症病患甚至累到連彎腰綁鞋帶的力氣都沒有。一般來說，癌症病患的身體容易傾向酸性體質，酸性體質又容易讓身體罹患癌症，彼此互為因果。

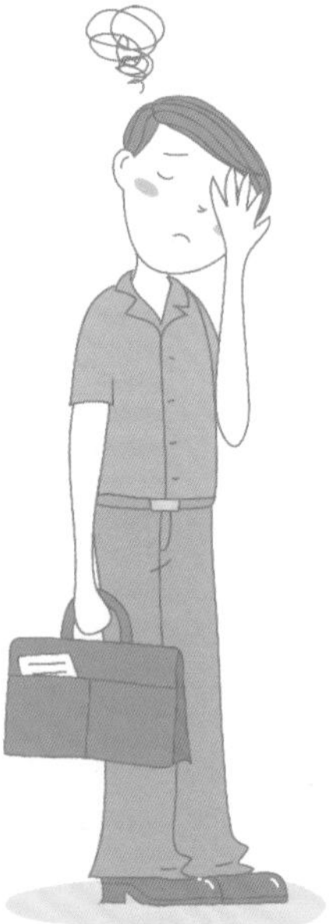

9 體型

體型肥胖的人通常新陳代謝率低，體內廢物不容易排出去，也就容易變成酸性體質。造成肥胖的原因常是：

1. 吃太多：有人說她喝水都會胖，那是不可能的，她一定是在無意間，吃太多東西下肚了。

2. 排出體外的太少：包括有形的糞便、尿液，以及無形的熱量消耗。排出太少，只好轉換成脂肪，囤積在體內。

3. 基礎代謝率（BMR）太低：有些人吃一點食物就會胖，有些人怎麼吃，身體都不會發胖，這是因為後者吃進多少熱量，身體就燃燒多少熱量；但是前者則完全相反，身體燃燒率低，只要一點營養就足夠身體使用，吃進的食物稍微一多，身體便將熱量儲存起來，加上運動量不足，就越來越胖。

有些人雖然很少運動，但大量使用腦力，一段時間也會瘦下來，因為腦部燃燒的熱量是很可觀的。以我來說，在寫稿或思考的時候特別容易餓，如果一天中既沒上班、沒上課、也沒寫稿、沒看病人，只是發呆、沒動大腦，就不太會感覺到餓。

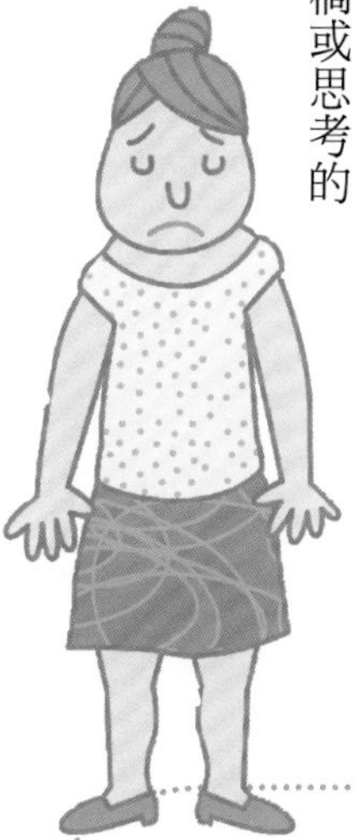

勤動腦為何餓得快？

大腦是全身最需要營養的器官，雖然大腦重量只佔體重的2%，但所需能量卻佔人體消耗量的20～30%。假設每日消耗能量為2000大卡的成人，光是腦部就需要用掉400大卡，以因應各種繁多的腦部工作，除了思考、記憶、說話、行走、情緒，還包括呼吸、心跳、體溫等身體機能的調控。

10 缺乏運動

一般人每週至少要運動三到五次，每次半小時到一小時，讓身體維持規律的運動，有助於適當的代謝。如此一來，即便是少動的文書工作者，體質也不會輕易酸化。運動最好要流汗、燃燒脂肪，將脂肪中的毒素排放出去，加速呼吸系統、內分泌系統循環運作。

此外，運動能強化骨骼系統，骨頭只要有承重，如走路時骨骼和骨骼之間有重量壓迫，產生刺激訊號，就會令造骨細胞更活躍，從血液中提取更多鈣質帶到骨頭中儲存為骨質。

而持續運動，有助於身體留住鈣質等鹼性資源，鈣質儲存在骨頭中，就會讓身體有更多骨本可以提出來使用；如果都不運動，久而久之，身體缺乏這種刺激，骨質便容易流失，導致骨質疏鬆，這時鈣質缺乏，身體當然是比較酸化了。

11 愛喝酒

愛喝酒也會造成酸性體質。不論是啤酒或烈酒（如高粱酒、威士忌等），都是高熱量的飲料。酒精經檸檬酸循環後便會產生熱量，不必經過消化，所以喝酒不用吃飯也會飽。

酒精雖然是一種熱量來源，卻不是很好的物質，因為酒精就是乙醇，乙醇在生化反應中會變成乙醛，乙醛是一種毒素，必須藉由肝臟來解毒。經常過量飲酒，就像攝取毒素，增加肝臟的工作量，影響到肝臟排除其他毒素的功能。

此外，愛喝酒也會攝取到過多熱量，容易發胖，尤其是啤酒，除了含有酒精之外，也含有很多碳水化合物。再者，啤酒由啤酒花所釀造，屬於涼性，寒性體質者最好少喝啤酒。

12 過度勞累

之前新聞曾報導有個五十歲的父親為了孩子要結婚，身兼三份工作，結果在車上打盹休息時突然猝死。其實類似現象並不少見，尤其是忙碌的現代社會。

許多「過勞族」用意志力控制，刺激大腦皮質通知腦下垂體命令身體硬撐，明明體力已經快到極限，身體也有許多地方等待修補，卻強忍著不休息。

體內很多代謝物無法排掉，許多生化反應也無法進行，體質當然是很酸。台灣與日本很多過勞死的案例，就是因為撐不下去了，身體運作終於停擺，罷工了。

人的意志力很驚人，例如打仗時，兩軍交戰被子彈打到，由於狀況緊張、特殊，神經緊繃，傷兵一時感覺不到傷口的疼痛，等到危急狀況解除，精神放鬆後才感到傷口的痛楚。

「三八策略」，不讓過勞死找上門！

這種用意志力控制身體的情況，雖然可以應付危急情況，卻不是好現象，因為身體過勞會容易囤積廢物，代謝失衡，哪一天身體受不了就真的會垮掉。

像台灣人和日本人壓力很大，白天工作已很辛苦，晚上又常常加班，工作時間太長，過勞死就很普遍。

美國人很堅持所謂的「三八策略」——工作八小時、休閒八小時、睡眠八小時，所以過勞現象比較少見，歐洲人、澳洲人也是一樣。

歐美人對身體也比較珍惜，台語叫做「惜生命」，通常一感冒就會請假，但是，台灣人就比較有韌性，講難聽是比較逞強，即便是發燒、重感冒也不一定會請假休息。不過，這好像是五年級生以上才會這樣，新生代的「草莓族」很多人已經不像早一輩的人那麼打拼了。

酸性體質易造成的症狀及疾病？

體質酸化，不知不覺中就賠掉健康！一定要注意！

1 影響身體系統的運作

複雜的生化反應需在弱鹼環境，才會正常運作

身體太酸或太鹼，首先會影響到體內的酵素，進而影響生化反應。

人體內各式各樣的生化反應，必須在固定的酸鹼環境下，才能發揮最好的運作。光是生化反應的異常，就足以影響身體所有系統，如消化系統、呼吸系統、內分泌系統、免疫系統、神經系統、循環系統及肌肉骨骼系統等七大系統的正常運作。

如果要清楚解釋人體各大系統所有生化反應，大概三天三夜也講不完，而且還要提到醫學院的生理學、生物化學、分子細胞生理學等許多基本概念，一般人可能沒有耐心聽下去。不過，我們可以從比較宏觀的角度來看，整體而言，人體的生物化學反應，可以粗分為幾個範疇：產能、合成、細胞複製、基因表現。

◎人體的生物化學反應❶：產能

第一，產能。肌肉收縮需要有熱量來源，維持體溫也需要熱量，白血球在血液和組織中游走也需要能量，許多物質進出細胞如果是靠主動運輸也需要能量，腎小管要回收葡萄糖、胺基酸、鈉離子等有益物質也需要能量。所以，人體的生化反應當中，首屈一指的就是「目的要產

生能量的反應」。我們每天吃三餐的目的，與其說是享受美食，倒不如說是提供能量。食物中的澱粉、脂肪、蛋白質，這三種「巨量營養素」（macronutrients）在體內都可以被燃燒，產生能量，例如澱粉和蛋白質每克可產生四大卡，而脂肪就比較有效率，每克產生九大卡。

◎人體的生物化學反應❷：合成

第二，合成。每個細胞都會凋亡，紅血球的壽命只有一百二十天，皮膚細胞三十天，因此我們隨時隨地都在製造新細胞，而且也隨時隨地在各個內臟器官當中合成荷爾蒙、酵素、血蛋白、膽固醇、脂肪等。這些合成反應，就是身體利用精密的生化反應，把葡萄糖、胺基酸、脂肪酸、維生素、礦物質等等生命原料，組合成我們身體的構造以及必要的物質。

◎人體的生物化學反應❸：複製

第三，複製。身體有六十兆個細胞，幾乎每個細胞都要複製，因為細胞壽命有限，時間到了就自動凋亡，不會自動凋亡的細胞只有癌細胞。其實，我們每一個人，起初都只是兩個細胞而已。精子與卵子結合，成為受精卵，再一分為二、二分為四……不斷複製分化成一個人的形體。老舊的細胞凋亡之後，身體自然會複製新的細胞來代替它。一個人的一生，從細胞層面來看，就是不斷地凋亡與複製，直到最後一口氣為止。

◎人體的生物化學反應❹：基因表現

第四，基因表現。每一個細胞怎麼知道它要做什麼事？一定要大腦命令它嗎？不！我們體內擁有各式各樣的細胞，例如神經細胞、肌肉細胞、腺體細胞、白血球、紅血球、腸胃細胞、肺泡細胞、造骨細胞等，每一種細胞都有不同功能，天生就會做它該做的事，不需要教導，有時甚至不一定需要別的細胞去命令它。這是為什麼呢？

因為幾乎每一個細胞裡都有染色體，染色體裡有基因，基因就是祕密的所在。基因位於細胞核裡的染色體上面，基因會透過DNA去拷貝出一些RNA片段，再由這些RNA去重新組合胺基酸，

然後各式各樣的胺基酸合成各式各樣的蛋白質，組合成各式各樣荷爾蒙、酵素、細胞構造、血蛋白等所有身體的構造與特定物質。就像變魔術一樣，把無生命的基本營養素，變成數不盡的有生命的微小個體，再組合成活生生的一個人體。

打個比方，魔術師就是基因，而整個從無到有的變魔術過程，就叫做基因表現。所以，你的六十兆個細胞，每個細胞該做什麼事，有基因在主導，這些基因是祖先留給你的，是祖先和自然環境互動奮鬥所遺留下來的。

所以，你長得比較魁武有力，她長得比較嬌小文弱，或是你比較容易過敏，他比較容易得糖尿病，這些都有基因的傾向。你身體內每一個細胞、組織、器官、系統，所有的運作傾向，都可能和別人不一樣，因為基因不一樣，其所表現出來的有形、無形的模樣，就是不一樣。

這些基因所表現出來的現象，有時候會經過自然界無情或有情的篩選。例如大旱災來了，要吃很飽才有體力的「大胃王」就死掉了，活下來的人，只要一點糧食就夠了，因為他的基因有這優點，能量使用比較有效率，這就是無情的篩選。

什麼是有情的篩選呢？如果你喜歡溫柔賢淑的人當終身伴侶，當你遇到這樣的人時，你就會被吸引、產生感情，接下來交往、結婚、生子。所以，遇到溫柔的人，你會喜歡她、追求她，但遇到母老虎型的，你就會逃之夭夭，你會去篩選你的對象，把她的個性（還有體質），傳遞到你的後代子孫，這就是有情的篩選。所以，基因表現不只涵蓋到生理運作，還延伸到個性。

◎所有產能、合成、複製、基因表現，都需要生化反應參與！

總之，上述所有的產能、合成、複製、基因表現，通通需要生化反應的參與，而且這些生化反應幾乎都有酸鹼值的限制，絕大部分必須要有「酶」或「輔酶」的加入。這個議題的深度與廣度，遠在你我的想像之外，這些生化反應幾乎無時無刻，在你身體裡的各個角落在運行著，只是你不知道、沒去注意罷了！而這些生化反應通通

需要控制在適當的酸鹼值內，因為「酶」或「輔酶」對酸鹼值非常敏感，一偏離該有的酸鹼值，這些「酶」或「輔酶」就不能順利運作，生化反應因此不能如期進行。

酸鹼環境如果失常，體內每一個細胞、組織、器官、系統，通通會受影響。輕者導致疲倦、常感冒、手腳冰冷、體味、容易發炎、血糖不穩等；重者導致過敏、自體免疫、痛風、心臟病、糖尿病、高血壓，甚至癌症和死亡。在此，我很難列舉體內無數生化反應所需的酸鹼值，但絕大多數而言，都需要處在弱鹼的環境，也就是在pH值7.2左右最佳。

◎「產能」是體內生化反應的龍頭老大

在所有的生化反應當中，以燃燒巨量營養素這一種「產生能量」的反應最為重要，因為「燃燒」是體內動力的來源。這樣講，好像把人體講成是部燃燒煤碳的老火車，其實從化學的角度來看的確是如此。食物是每個人動力的來源。雖然脂肪每克可以產生九大卡，但是大多數的人每天熱量的來源還是以燃燒碳水化合物為主。而碳水化合物包括所有的澱粉與糖類。

澱粉或蔗糖被消化道分解後，變成葡萄糖（glucose）。葡萄糖進入細胞後，會在細胞質裡面進行所謂「糖解」的生化反應（glycolysis），轉變成丙酮酸（pyruvate），這個反應會燃燒產生2ATP，（ATP是能量的單位，詳述如下段）。

在細胞裡面有一個構造，叫做粒腺體（mitochondria），粒腺體是生化反應當中，最重要的產能製造所。打個比方，它就像細胞中的鍋爐，可以提供人體許多熱量和能量。

葡萄糖變成丙酮酸之後，丙酮酸進入粒腺體裡，會進行「檸檬酸循環」（Krebs cycle），這是一個很有效率的燃燒反應，會產生36 ATP，這是很多的能量。

以上就是人體主要的能量來源。「糖解」有九個步驟，「檸檬酸循環」有十個步驟，每一個步驟都需要特定的酵素（酶），且都需要在弱鹼性的環境之下。

◎人體能量生化反應簡圖

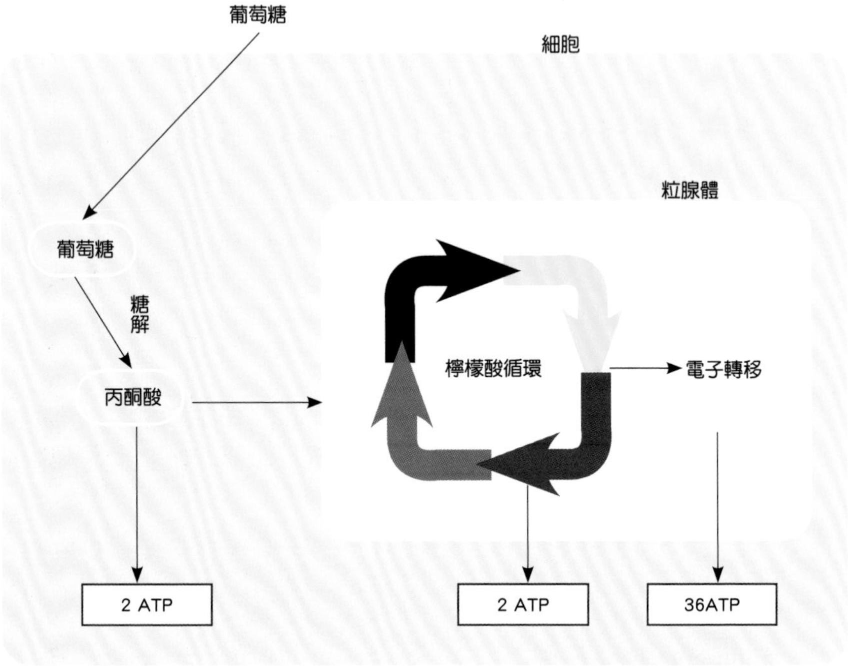

人體製造能量的生化反應簡圖，需在弱鹼環境下進行。

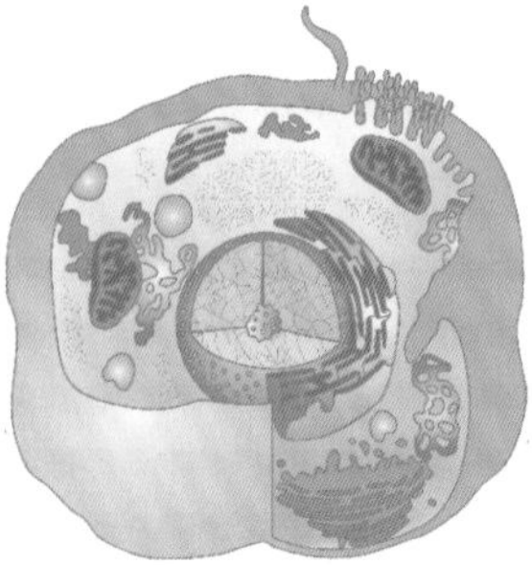

細胞剖面圖

粒腺體是什麼？

細胞中有許多單位（胞器）分工合作，粒腺體負責合成能量，提供細胞工作所需，被稱為「細胞發電廠」。

細胞所含的粒腺體數量，依任務不同而有多寡之別。細胞活動量越高，粒腺體就越多，例如心肌細胞、肌肉細胞的粒腺體含量就高出一般細胞許多。

粒腺體合成的能量稱為ATP，細胞中含有各種分子，不移動的分子不會產生反應，就無法使細胞發揮作用。分子獲得ATP的能量才能移動發生反應，使細胞可以正常工作。

◎ATP是什麼？

以人體的呼吸系統來說明，新鮮空氣吸到肺泡中，經由微血管將氧氣輸送到全身，待氧氣進入到細胞裡，和酵素、葡萄糖、脂肪酸等物質產生糖解作用以及檸檬酸循環等生化反應後，便會生成ATP（即「三磷酸腺苷」，adenosine triphosphate的簡稱）。

ATP能提供各種細胞所需要的能量，包括控制體溫、肌肉收縮、思考、傳達指令等多種機能，以維持正常運作；通常有氧呼吸可以產生36個ATP，無氧呼吸只能產生2個ATP。

◎肌肉收縮需要弱鹼性環境

人體的肌肉，可以用顯微鏡看到最小的單位：actin、myosin、troponin，當肌肉收縮時，就是這三種肌蛋白進行「結合、滑行、放開」的一系列動作。這些動作如果要完成，必須要有能量（ATP）、酵素（ATPase）、鈣、鎂、弱鹼性環境這幾個必備要素，缺一不可。

我們在前段說過，ATP來自於「糖解」或「檸檬酸循環」所產生的能量。一個人如果熱量足夠（ATP足夠），但由於第四章所述的種種因素，使體內環境偏酸，這樣一個基本的肌肉收縮反應也就無法順利進行。

肌肉收縮缺乏效率的結果，表現在外，就是這個人顯得無力，容易疲倦。這一個例子告訴我們，體內有無數種生化生理反應，都需要有適當的酵素參與，而這些酵素，大多必須在弱鹼性的環境下才能運作。人體內的生理生化反應，無以數計，多如繁星，無法盡述，這個肌肉收縮例子，可視做無數體內反應的代表。

有人會問，這些必備條件為何不包含氧氣，難道肌肉收縮可以不需要氧氣嗎？是的，沒錯。運動分為有氧運動與無氧運動，從細胞生理的層面來看，肌肉收縮時，可以有氧氣的參與，也可以不必靠氧氣。因為「糖解」的過程中，可以無氧。但是細胞質在氧氣缺乏的環境之下，葡萄糖不會燃燒變成丙酮酸，而是燃燒成乳酸（lactate）。大家都知道，乳酸堆積在肌肉裡面會很酸

痛，這就是為何過度劇烈運動，氧氣缺乏的環境，之後會導致乳酸堆積，肌肉會很酸痛，台語俗稱「鐵腿」，要幾天才會復原。

◎酸性體質造成各種健康問題！

整個生化反應幾乎都要有酵素參與，同時人體的酸鹼環境必須控制在適當的pH值範圍內，如果出現異常，各種細胞就會缺乏足夠的能量，造成各種健康問題。

如果是肌肉細胞，就無法正常收縮；如果是白血球，就無法殺滅細菌和病毒、對抗癌細胞，導致免疫系統失控。如果是神經細胞，就無法正常傳遞訊息；如果是骨骼細胞，則無法維持支撐和保護的作用。

簡言之，能量和酵素，與酸鹼值的關係非常密切，一旦其中一環出現錯誤，就會牽動全身，使身體各大系統產生問題。

2 氧氣攜帶不足，老化疾病提早報到！

酸鹼失衡對人體造成的影響，也包括血中可以利用的氧氣不足。

人體仰賴血液中的紅血球攜帶氧氣，並於微血管中進行氣體交換（氧氣、二氧化碳），如果身體內的組織液太酸的話，相對之下，血液就會比較偏鹼，使得氧氣無法順利從紅血球上釋放出來，造成細胞因缺氧而早衰或死亡。我們可以把紅血球想像成搭載氧氣乘客的公車，把酸鹼失衡的身體想像成遍佈泥濘與怪石的山路，紅血球公車行駛在這種山路上無法快速順暢，而氧氣乘客當然也就無法及時到站（如第106頁圖）。

酸性體質是各類疾病的溫床！

細胞常常早衰或死亡，身體代謝就會出問題，退化性疾病因此容易產生，例如心臟病、腦中風、糖尿病、痛風、退化性關節炎、自體免疫疾病、癌症等。原本是上了年紀後才容易出現的老年疾病或慢性病，現在卻因為缺氧而提早發生。舉癌症為例，癌細胞經過突變，有耐缺氧的特性，不但不怕酸性環境，在酸性環境下還能大量繁殖；而正常細胞如白血球卻需要大量的氧氣，在酸鹼值正常的範圍內，活動力才會良好，發揮該有的抗癌功能。因此當體質變酸，在多重影響之下，癌症就容易發生。

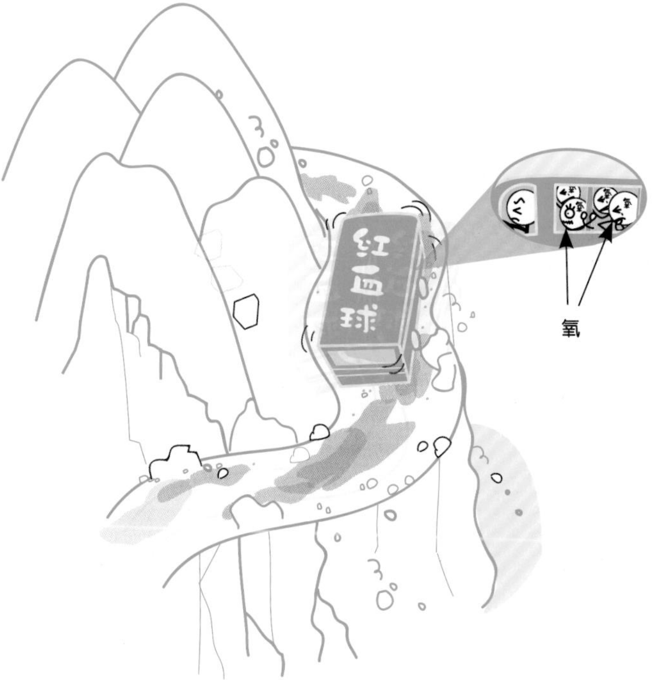

3 血糖失控，造成糖尿病、精神疾病！

體質超過正常酸鹼值範圍、偏酸的人，也容易出現血糖失控的情形。

酸性體質容易造成糖尿病

胰島素負責把血管中的葡萄糖運輸到細胞裡，供細胞利用，整個過程都受到pH值的影響。

葡萄糖要進到細胞裡面，胰島素扮演很重要的角色。此外，也需要鉻、維生素B3等營養素，以及葡萄糖耐受因子（GTF, Glucose Tolerance Factor）的配合，而且還必須在適當的pH值之下（通常為弱鹼性），才能順利運作。如果體質偏酸，葡萄糖就不容易進入到細胞內，仍然滯留於血管中，血糖就會偏高，造成糖尿病。

鉻是人體必須的微量元素？

鉻是人體必須的微量礦物質元素，可在體內轉化形成葡萄糖耐受因子（GTF），是胰島素發揮正常作用的必要營養素，具有調節人體血中葡萄糖濃度的作用。鉻長期攝取不足，體內自行合成的GTF便會減少，導致吸收到的葡萄糖無法有效進入細胞內被利用，滯留在血管中，進而產生糖尿病的症狀。而糖尿病患者為了代謝體內過多的葡萄糖，會大幅增加GTF的耗損，所以多數也會有鉻不足的問題，因此鉻被認為是糖尿病患者必須的營養素。

何謂葡萄糖耐受因子？

葡萄糖耐受因子（GTF）是以三價鉻為中心元素，加上胺基酸、維生素而成的複合物，具有提高胰島素敏感性，調控葡萄糖代謝的作用，是胰島素發揮正常功能時必須的輔助因子。

大腦功能與血糖密切相關

大腦更容易受到血糖失控的影響，因為大腦無法利用胺基酸與脂肪酸，所能運用的能量來源就只有葡萄糖。假設大腦組織偏酸，大腦血管內的葡萄糖無法進入到大腦細胞，致使大腦細胞的功能不良，就會造成注意力不集中、記憶力衰退、精神狀況不好，甚至精神異常等問題。

有些精神異常或精神疾病的患者，經過醫師調控體質的酸鹼值和血糖後，症狀就獲得改善。（除了酸鹼失衡和血糖失控以外，大腦神經傳導物質例如血清素、多巴胺、腎上腺素等，濃度太高或太低也都會出問題。）

大腦對於葡萄糖的使用非常依賴，在缺氧以及缺乏養分的狀態下，四分鐘就可能讓大腦受損，造成中風、自體癱瘓；缺氧超過六分鐘以上就會腦死。

大腦細胞對於缺氧與缺乏葡萄糖養分的耐受度很低，不同於肌肉、肢體末梢，耐受度較高，例如我們的手指不小心斷掉，經過冷凍後在二十四小時內還能接回，但大腦細胞則不然，一超過時限就會死亡。

換言之，大腦功能、血糖穩定和身體的酸鹼平衡，關係密不可分。

4 消化系統亮紅燈

消化系統也深深受到酸鹼值影響，酸性體質會使消化系統出現一些狀況。

前面提到，人在健康的狀態下，唾液應該偏弱鹼，但當身體內的鹼性資源（即礦物質）不足時，唾液便會變酸，無法正常分解澱粉。此時吞進口中的饅頭即使經過咀嚼，非但沒有甜甜的味道，還會感覺酸酸的。無法被正常分解的澱粉，待進入小腸之後，回到弱鹼的環境才能仰賴胰臟分泌的澱粉酶去消化、分解。

正常胰液應該是pH 8.0至8.3的鹼性狀態，讓胰液中的澱粉酶、脂肪酶能在鹼性的環境中正常運作。澱粉酶負責碳水化合物，脂肪酶負責處理脂肪；然而當身體的鹼性資源不足，礦物質太少（還記得第27頁中央銀行的比喻嗎？），胰液的鹼性也會不夠，消化功能因此受到影響，出現消化不良、胃脹、腹悶等情形，甚至自覺用餐過後腸胃彷彿不蠕動了，食物好像在腸中停滯，不會有飢餓感，下一餐時間到了也不會肚子餓。

酸性體質容易造成膽結石

膽汁應該和胰液一樣呈現弱鹼狀態，但是大部分人分泌的膽汁卻呈現酸性，變成酸性的膽汁很容易造成膽結石！膽汁中含有礦物質鹽和膽固醇，由於身體太酸的時候，膽汁裡的礦物質（主要是鈉）會被別處借去使用，使得膽汁越來越濃縮，膽汁中的膽固醇也不再呈現液態，而由液狀逐漸凝固，形成膽結石。膽結石越來越多、越來

◎酸性體質易造成膽結石

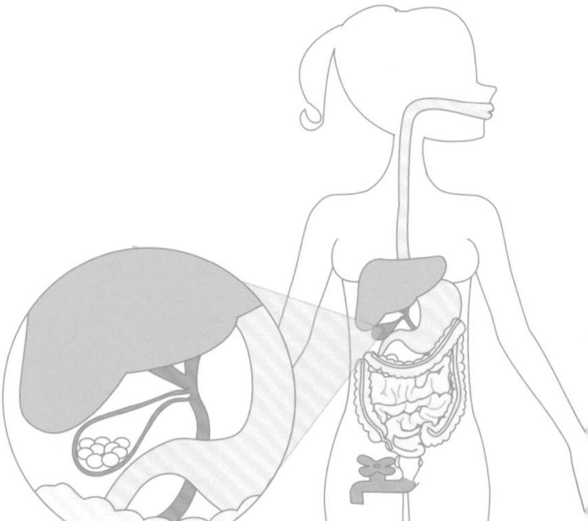

總是演壞人的膽固醇

一般人聽到「膽固醇」三個字常心頭一驚，總覺得膽固醇等於疾病，常破壞身體健康，其實膽固醇雖然是膽結石的主要成分，卻不是對人體惡作劇的頑皮鬼。膽固醇原本是液狀的，是人體不可欠缺的物質，具有強化血管、保護與支撐內臟的功能，也參與荷爾蒙製造、新陳代謝與消化吸收，對人體有許多正面功能。

越大時，就會造成膽囊阻塞，甚至破裂如急性的膽囊炎，引起強烈的劇痛，從腹部痛到背後。

很多現代人不明白自己為何會有膽結石，從酸鹼的角度來看，正是因為體質太酸所造成。如果將體質調整回鹼性，膽汁中的鈉鹽就不會被身體借去利用，膽汁濃度正常，酸鹼值大於pH 7.0，甚至是pH 8.0，膽固醇也就不容易變成固態的結石。

十二指腸潰瘍也可能是酸性體質造成

十二指腸的酸鹼值介於pH 4.2至8.2，靠近胃的部分是pH 4.2，接近胰液和膽汁的部分提高到pH 8.2。一般而言，胃液屬強酸，膽汁和胰液為鹼性，酸、鹼可以中和；如果人體整體而言偏酸（體內的鹼性物質不夠），原本應該呈現鹼性的膽汁和胰液變成酸性，就會使得十二指腸內的酸、鹼無法中和。十二指腸不像胃那麼耐酸，遇到這種酸鹼無法中和的窘境，最後只好被酸性物質灼傷，引起十二指腸潰瘍。

5 體內電解質、礦物質失衡

酸性體質會造成消化系統和其他組織的兩難（dilemma）。

人體含有鎂、鋅、銅、錳、鈣、鉀等礦物質，這些有固定庫存量的微量元素是生化反應的輔酶，作用是輔佐「酶」（俗稱酵素），協助酵素發揮「促進生化反應」的功能，可說是助理級的幫手。

當人體變酸、鹼性資源不足時，同時還有許多生化反應需要礦物質的參與，有限的礦物質資源就會被借來調去，造成消化系統和其他組織、系統的進退兩難，最後導致全身性電解質、礦物質失衡。

6 細胞電位異常，老化早衰找上門！

體質變酸，會改變體內電位差，使細胞無法正常運作，出現早衰。

什麼是電位差呢？

我們都知道，人站在地上，手去摸高壓電線，會被嚴重電傷，但是小鳥站在高壓電線上，卻安然無恙，這是為什麼？因為地面的電位是零，高壓電線的電位是一萬伏特，兩者之間的「電位差」是一萬伏特。人腳站地上，手摸電線，電子從低電位的一端，透過人體這個橋樑，流到高電位的一端，人就被電到了。而電線上的小鳥，兩隻腳站在電線上，身體其他部位懸在空中，沒有和任何東西接觸，所以沒有任何電位差。但如果小鳥腳站電線上，翅膀或頭去碰牆壁或地面，小鳥就會被電到，而且馬上烤焦。

所以，只要兩個地方，有電位的差距，帶電的離子就會從一端「自動」跑到另一端。

由於每一個細胞細胞的膜內外的正負離子濃度不同，天生就是有電位差（restinf membrane potential），大概是-70 mV左右。細胞內外有鈉離子、鉀離子、鈣離子等帶正電的離子，以及氯、硫、磷等帶負電的離子，這些帶電離子除了靠擴散（diffusion）、主動運輸（active transport）之外，還可以藉由電位差來移動、交換。

細胞膜上有一些蛋白質，可以透過運轉，把細胞膜外的物質抓進細胞內，或是將細胞膜內的物質送到細胞外，這種方式稱為主動運輸。靠這些蛋白質「用力」把這些物質「抓進抓出」，進行時需要比較多能量；而靠電位差交換這些物質所需要的能量比較少，講得通俗一點，就是比較「不費力」。

正常細胞電位差「-70 mV」的意思是「細胞內的電位低於細胞外70豪伏特」。當一個人體質為酸性的時候，在細胞層面就是細胞外的組織液太

酸，從酸鹼電子學說（第187頁）來看，就是組織液氧化，帶太多電子。這種情況，表示細胞外的電位下降了，所以細胞內與細胞外的電位差距縮小，細胞內外離子的交換就不能靠這種電位差的方便了，只好藉由比較費力的主動運輸。

簡言之，當體質偏酸時，會影響電位差，甚至讓電位差變成零，使體內帶電離子無法順利轉換，造成細胞內許多廢物滯留堆積，無法代謝出去，而新鮮養分無法進入細胞膜內，也使人耗損太多能量，人會變得容易疲倦、早衰；難以排出體內廢氣，也因此容易出現臭臭的體味。

◎電位差表現圖

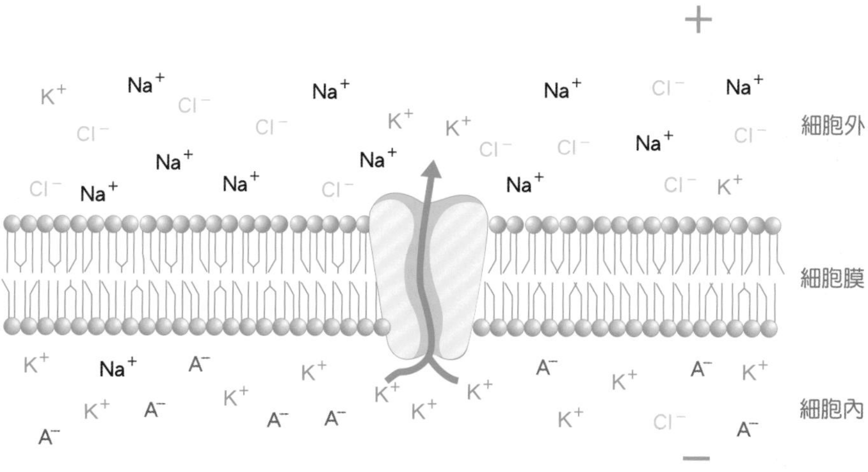

（細胞內所有離子）—（細胞外所有離子）= -70 mV，也就是說「正常細胞電位差-70mV」才是鹼性健康人，當體質偏酸時，會影響電位差，甚至讓電位差變成零。

註：K^+為鉀離子、Na^+為鈉離子、Cl^-為氯離子、A^-其他陰離子的統稱。

體質酸鹼跟性格有關？

原來性格也會造成體質酸化！快找出自己是哪一型，加以調整吧！

樂觀的人容易傾向鹼性體質；悲觀、愛發脾氣、憂鬱、焦慮或容易負面思考的人，容易啟動交感神經，降低副交感神經的作用，使身體循環變差，導致體質酸化，體內諸多生化反應變得很不順利。

我們可將人的性格分成四型，從中觀察個性和酸鹼體質的關係。歐美的研究是分為A、B、C、D四型，但為避免與A、B、O血型混淆，因此，改以第一、二、三、四型標示。每種人格都有優點與缺點，重要的是認清自己屬於哪種人格，必要時應用認知學習或行為改變，截長補短，設法讓自己調整成鹼性體質。

人格有以下四型：

第一型人格：爭強好鬥型
第二型人格：知足常樂型
第三型人格：壓抑型
第四型人格：繭居型

★ 第一型人格：爭強好鬥型

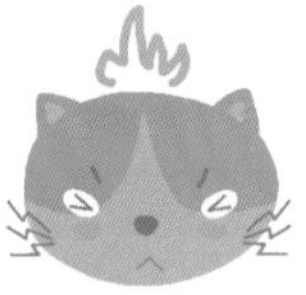

性格特徵

這一型的人比較傾向完美主義，剛好和A型血型的人相似。事事要求完美，責任心強，很有上進心，具領導者特質，不喜歡放棄，容易緊張或激動，吃東西也比較快，但個性比較不直爽，容易罹患

心臟病、高血壓、恐慌症、焦慮症、腦心血管疾病，也容易導致酸性體質。

此外，第一型人格會潛藏憤怒與敵對的情緒，屬於會突然暴怒的類型，罹患冠心病的機率高達七十%。

如何從性格去調養成鹼性體質？

此人格總希望自己十全十美，要學習的課題是「平常心」，否則生活在現代，一個人需要具備的能力太多了，假如想要自己變得萬能，事事都要求周全，就會無時無刻都在緊張與忙碌之中。

第一型人格的時間觀念很緊湊，但為了健康，要想辦法讓自己慢下來。你不妨仔細回顧一下很多世紀大災難，這些事件幾乎都是因為意外、過勞疏忽造成的。

第一型人格的人應該要試著接受「九全九美」或「八全八美」的觀念，不必事事做到完美。給自己一些時間打打太極拳，否則身體總有一天會因為濫用而垮掉。

★ 第二型人格：知足常樂型

性格特徵

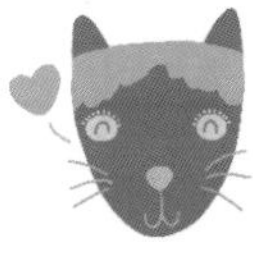

這類型的人比較大而化之，屬於樂天派的個性，多半是鹼性體質。第二型人格滿足於現狀，內心不會出現大的情緒波動，當別人感覺壓力大時，他們還是一笑置之。事情處理得好不好是另外一回事，但是，大而化之的個性使他們不容易變成酸性體質，一般患病率很低。

如何從性格去調養成鹼性體質？

好好保持現狀即可。

★ 第三型人格：壓抑型

性格特徵

這類型的人最容易罹患癌症，自己和別人的壓力及負面情緒都概括承受，壓在心裡，不訴苦也不發脾氣，總是忍氣吞聲，吃苦耐勞。

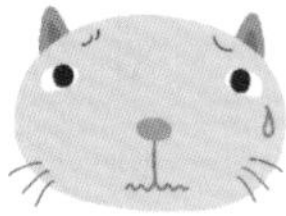

我在美國開業時有個病人是台灣駐外官員的夫人，她總是面帶微笑傾聽所有人的牢騷和訴苦，把大家的苦悶和負面情緒都攬在自己身上，一個人默默承擔，沒有跟其他人提過，到後來她爆發胃癌。

其實每個人體內都有癌細胞，在正常的情形下，體內的自然殺手細胞每天會去找出癌細胞並加以消滅；但是情緒壓抑所導致的偏酸體質，不利於自然殺手細胞這種專門抗癌的白血球的活動。自然殺手細胞不活躍，找不出癌細胞，就會讓癌細胞坐大肆虐，搶去正常細胞的養分，終至爆發癌症。

壓抑型人格在得癌症之前，因為情緒壓抑，會有很長一段時間屬於酸性體質，而且免疫系統比較差，在這樣的基礎之上，如果再經歷一件重大的生活事件，就會爆發癌症。其實癌症不是突然爆發的，而是經年累月慢慢養成的。

如何從性格去調養成鹼性體質？

第三型人格習慣壓抑，應該要學習處理負面情緒，或是尋求抒發壓力、訴苦的管道，例如宗教信仰，必要時可以尋求專業心理師的協助，或是性格調衡課程的協助。

許多癌症病人透過生機飲食來改善病情，從酸鹼的角度來看也正確，因為大量蔬果有助於身體酸鹼平衡。

★ 第四型人格：繭居型

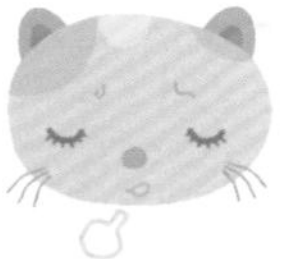

性格特徵

一九六六年由荷蘭學者De-rollet提出，這類型的人通常個性消極，容易感到憂傷、孤獨，具有社會退縮、自信心低的特質。

他們喜歡待在家裡，在經濟上依賴父母，平時儘量足不出戶，缺乏運動，生命力不旺盛，新陳代謝率差，體質自然容易偏酸性。

第四型人格還容易罹患心血管疾病，三十％會有冠心病，而且得病後的康復速度比較慢，之後也容易再發作。整體來說，第四型人格不僅自癒力差，死亡率也比其他人高。

如何從性格去調養成鹼性體質？

第四型人格容易自我封閉，遇到事情便往壞的方面想，不敢正視別人，需要學習的是自我鼓勵，發掘自己的好處，體認到「人人都有優點」這個觀念。應該每天對著鏡子鼓勵自己，例如：「今天要面帶微笑」、「要把歡樂分享給大家」、「今天是充滿希望的一天，沒有解決不了的問題」、「今天要比昨天更進步」等正面積極的思考，人會受語言的影響，透過自己的口中說出來，接受度會更高。

第四型人格要注意的是，不要理會別人的負面批評，應該在乎的是自己，設定目標，自己跟自己比有沒有更進步，循序漸進，讓自己慢慢接近知足常樂型。

此外，也可透過心理輔導，或儘可能找正派、樂觀、充滿愛與關懷的宗教信仰，得到依靠。

公主病與啃老族

最近社會上暴增的「公主病」和「啃老族」，分別是指依賴心重、缺乏責任感、任性嬌縱的年輕女性；以及年近30卻理直氣壯依賴父母經濟、逃避就業、不肯放下身段的族群，他們都是依賴心重、逃避現實、拒絕長大，和第四型人格「繭居型」類似。

CHAPTER 4

酸鹼體質，飲食大不同！

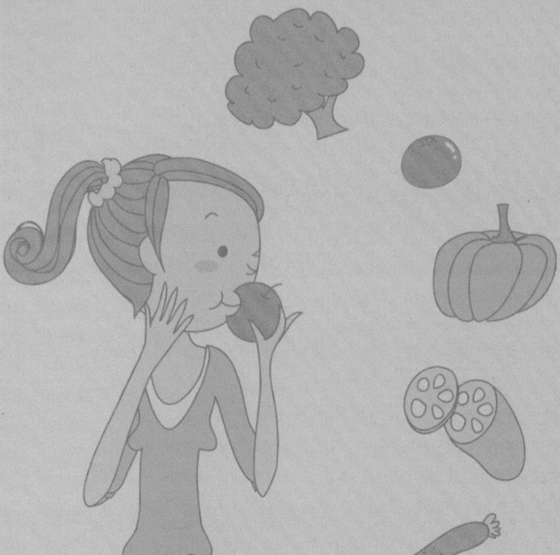

這樣吃，難怪會變酸！

造成酸性體質的最大禍首，就是「酸化食物」！

俗話說：「病從口入」。這句話在酸鹼體質的形成機制上，真是一點也沒錯。最容易使人的體質變酸的首要原因，就是「酸化飲食」。

常見的外食幾乎清一色全是酸化食物，因為含大量的肉類與精製澱粉，而蔬果則少得可憐。如果這些外食是油煎或油炸處理過，或是用氫化油製成，那就更糟糕了。

現代人喜歡吃零食或加工品，這也是問題的來源，因為大部分的現代加工品，也都是精製、氧化（甚至油質氫化了）、添加不利健康的人工色素、人工香料、人工調味劑、人工防腐劑……等，幾乎都是酸化食物。

至於有些以天然的糖漬、鹽醃或發酵方式保存的加工品，我認為還好。天然蔬菜裡面所產生的硝酸鹽量少還可以接受，因為蔬菜中的維生素C、維生素E、多酚類會分解腸道中的亞硝酸鹽。另外，蔬果中的纖維以及適量補充腸益菌，也會抑制腸道中的壞菌產生亞硝酸胺這種致癌物質。如果是香腸、臘肉、火腿、熱狗、培根的製作過程中，為了防腐而額外添加的亞硝酸鹽，我就不建議多吃了。因為這些食物經過油煎之後，更會產生大量的亞硝酸胺，所以我認為還是以水煮或清蒸最保險。

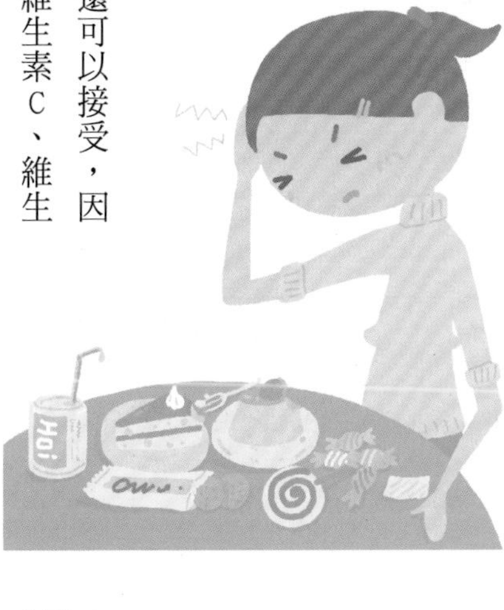

◎常見酸化外食

類 別	外 食 名 稱
主食類	牛肉麵、排骨飯、漢堡、炸魚排便當、滷豬腳飯、炸雞腿便當、油飯、油麵、湯圓、肉包、御飯糰、披薩、涼麵等
小吃類	肉圓、米粉湯、蚵仔煎、蝦仁煎、煎餃、水煎包、煎餡餅、棺材板、煎蘿蔔糕、魚酥、烤玉米、章魚燒、排骨酥、鱔魚意麵等
油炸類	鹹酥雞、炸雞塊、炸花枝、炸魚丸、炸雞翅、炸雞腿、炸豬排、炸熱狗、炸臭豆腐（註）、炸蝦捲、炸四季豆、炸薯條、炸香菇、炸芋頭、炸甜不辣、炸花捲、炸雙胞胎、油條
熟食肉類	油炸肥腸、滷牛腱、煎牛排、煎豬排、東坡肉、紅燒豬腳、糖醋魚、薑母鴨、羊肉爐、咕咾肉、麻油雞、白斬雞、醉雞、紅燒獅子頭、烤鴨、宮保雞丁、三杯中卷、回鍋肉

★**註：**臭豆腐如果不是用高溫油炸，而是用清蒸或滷煮的料理方式就可接受。

◎常見酸化加工品

類 別	加 工 品 名 稱
加工肉類、海鮮	香腸、火腿、臘肉、培根、肉乾、肉鬆、魚鬆、鴨賞、貢丸、花枝丸、魚丸、肉醬罐頭
零食類	布丁、糖果、口香糖、果凍、染色蜜餞、餅乾、洋芋片、奶油泡芙、蛋糕
調味料	花生醬、巧克力醬、果醬、沙茶醬、煉乳、蠔油、烤肉醬、美乃滋
冰品、飲料類	珍珠奶茶、包心粉圓、可樂、汽水、奶茶、雪糕、霜淇淋、綿綿冰、市售鋁箔包飲料、市售調味飲料、濃縮柳橙汁、濃縮芭樂汁……
精製食品	白米、米粉、精製白麵粉、雞蛋麵條、白麵條、白麵線、白糖、白冰糖、白饅頭、白吐司、白米稀飯、米苔目、乳瑪琳

最完整實用的食物酸鹼表

酸性體質的人多食用鹼化食物，少吃酸化食物，如此能讓身體更健康喔！

下列表中，我選出日常生活中常見的三百七十項食材，依食材的酸鹼化程度做詳細分類，整理出最實用且完整的食物酸鹼表。讓您在選擇食物時，能多選鹼化食物，為自己的健康加分！

使用表格前要注意的是，不同食材有不同的酸鹼特性，但是即使是同一種食材，煮得越久、越高溫、越精製、加工越多，它也會越酸化。

所以基本上，能夠生食就不要熟食，能夠熟食就不要過度加工，最好吃食物的原貌。也就是除了注意酸鹼屬性之外，還要兼顧「生機飲食」與「完整食物」的原則。

★ 鹼化食物群

◎強鹼化食物

食物種類	食 物 名 稱
水果	檸檬、梅子
蔬菜	海帶、紫菜、蒟蒻、洋蔥、新鮮蔬菜汁、生芫荽、生菠菜、生花椰菜、生大蒜、生青椒、地瓜葉、空心菜、茼蒿、龍鬚菜、油菜、小白菜
飲料	無糖花茶、無糖薑茶、現榨蔬果汁
外食菜餚	生菜沙拉、涼拌沙拉、泡菜、新鮮蔬果精力湯、新鮮小麥苗汁

◎中鹼化食物

食物種類	食 物 名 稱
水果	柳丁、大棗、木瓜、無花果、葡萄、奇異果、芭樂、西瓜、藍莓、莓果、蘋果、生橄欖、水梨、無糖葡萄乾、無糖蔓越莓乾
蔬菜	香菇、秋葵、黃瓜、芹菜、紫蘇、芥藍菜、生菜（萵苣）、義大利脆瓜、苦瓜、大白菜、高麗菜
根莖類	甜菜、老薑、紅蘿蔔、牛蒡
豆類	綠豆芽、黃豆芽、苜蓿芽、荷蘭豆、豆腐、豆乾、豆花、味噌
調味料	老薑、黑胡椒、白胡椒、大蒜、青蔥、咖哩、迷迭香、小茴香、八角、九層塔、百里香、味噌、純釀水果醋、純釀四物醋
乳製品	母乳
飲料	綠茶、礦泉水、水果醋、陳年醋、現榨水果汁
外食菜餚	燙青菜、青菜豆腐湯
甜味劑	甜菊、異麥芽寡糖、果寡糖、木糖醇、赤藻糖醇

◎弱鹼化食物

食物種類	食 物 名 稱
水果	橘子、香蕉、草莓、櫻桃、鳳梨、芒果、水蜜桃、哈密瓜、酪梨、蘋果泥、龍眼乾、泡橄欖
蔬菜	番茄、蘆筍、玉米、香菇、金針菇、杏鮑菇、黑木耳、白木耳、茄子、辣椒、南瓜、小黃瓜、絲瓜
根莖類	白蘿蔔、番薯、竹筍、蓮藕、芋頭、山藥、馬鈴薯皮
豆類	四季豆、豌豆、橄欖、黃豆、毛豆、紅豆、綠豆、小扁豆
堅果類	栗子、杏仁、松子、黑芝麻、白芝麻、南瓜子、葵花子、無花果
調味料	芝麻醬、純釀醬油、釀造醋、天然鹽（岩鹽、海鹽、湖鹽）
油	冷壓苦茶油、冷壓橄欖油、冷壓亞麻仁油、冷壓椰子油、冷壓酪梨油、冷壓芝麻油、冷壓花生油、鱈魚肝油
穀類	莧菜籽、小米、野米、藜麥、發芽米
蛋	皮蛋
乳製品	乳清、生羊奶
飲料	含糖薑茶、無糖黑咖啡、無糖豆漿、新鮮番茄汁
酒	酒釀、啤酒酵母
澱粉類加工食物	水煮臭豆腐、蒸臭豆腐
外食菜餚	炒青菜、滷青菜
甜味劑	粗蜂蜜、糖蜜、楓糖

★ 酸化食物群

◎弱酸化食物

食物種類	食 物 名 稱
水果	李子、零售果汁
根莖類	未去皮馬鈴薯
豆類	蠶豆、黑豆、雞豆、眉豆
堅果類	美洲胡桃、腰果、花生、核桃
調味料	純釀醬油膏、柴魚粉、沙茶醬、蠔油、精鹽
油	一般苦茶油、一般橄欖油、一般芝麻油、一般花生油、未精製玉米油、未精製大豆油、橄欖渣油、深海魚油、海豹油
穀類	發芽小麥、糙米、胚芽米
肉類	野生動物肉、野生魚類、海參、蛤
蛋	蛋白、水煮蛋、蛋花湯、蒸蛋、鹹鴨蛋、魚卵
乳製品	優格、生牛乳、高溫殺菌羊奶
飲料	紅茶、含糖蘋果汁、含糖豆漿、番茄汁罐頭
酒	紅葡萄酒
零食	無糖無氫化油巧克力、含防腐劑豆乾
澱粉類加工食物	無糖喜瑞爾、豆簽
甜味劑	精製蜂蜜、黑糖

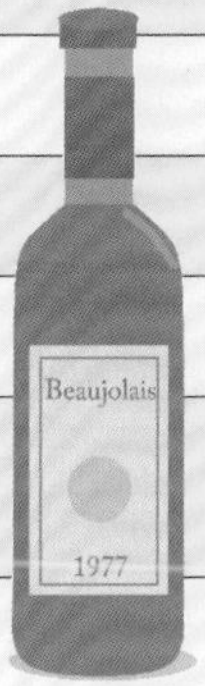

◎中酸化食物

食物種類	食物名稱
根莖類	去皮馬鈴薯
調味料	人工醬油、人工醋
油	精製沙拉油、精製椰子油、奶油、豬油、牛油
穀類	十穀米、玉米、蕎麥、燕麥、黑麥、高粱
肉類	火雞、雞肉、羊肉、蝦、蟹、豬肝、牛肝、養殖魚類
蛋	炒蛋、蛋黃
乳製品	奶油、高溫殺菌牛乳
飲料	調味咖啡、奶茶
酒	黑啤酒、白葡萄酒
零食	無糖巧克力、鳳梨酥、布丁、果凍
澱粉類加工食物	全麥麵包、雜糧麵包、蕎麥麵、含糖喜瑞爾、水果蛋糕、炸臭豆腐、油豆腐、燒餅、素雞、涼麵、米苔目、冬粉、芝麻湯圓、御飯糰
其他外食	炸醬麵、蚵仔麵線、當歸羊肉湯、藥燉排骨、麻油雞、薑母鴨、八寶粥、豬血糕、大滷麵、什錦麵
甜味劑	紅糖、白糖、冰糖

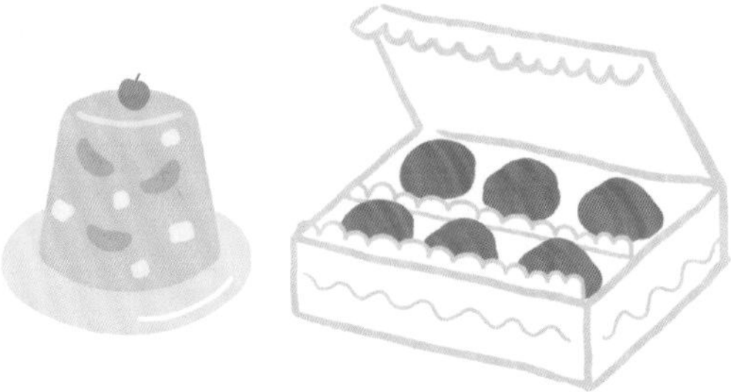

◎強酸化食物

食物種類	食物名稱
調味料	味精、高鮮味精
油	氫化植物油（人造奶油、植物酥油、氫化棕櫚油）、一切氧化油
穀類	白米、小麥、白麵粉
肉類	牛肉、豬肉、貝類、魷魚、牡蠣、小魚乾、培根、火腿、香腸、漢堡肉、肉鬆、肉類罐頭
蛋	煎蛋
乳製品	乳酪、冰淇淋、起司蛋糕、煉奶
飲料	汽水、可樂
酒	生啤酒、琴酒、伏特加酒、高粱酒、米酒、紹興酒
零食	含糖巧克力、糖果
澱粉類加工食物	白麵包、白饅頭、白麵條、雞蛋麵、麵線、米粉、甜甜圈、金牛角麵包、可樂餅、比思吉、貝果、蛋糕、泡芙、油條、洋芋片、薯條、炸春捲、餅乾、速食麵、鹹湯圓、麵筋、蘿蔔糕、糯米腸
其他外食	胡椒餅、牛肉餡餅、豬腳麵線、鹽酥雞、牛肉麵、炸排骨便當、炸雞腿便當、燒鴨飯、豬肉漢堡、牛肉漢堡、熱狗、炸雞塊、炸蝦、炸甜不辣、油雞、醉雞、羊肉爐、烤鴨、宮保雞丁、鴨肉米粉、油飯、肉粽、沙琪瑪、肉羹麵、餛飩麵、海鮮麵
甜味劑	阿斯巴甜、糖精

★註：以上表格除參考日本的酸鹼灰燼實驗外，也採納最新歐美研究，把食物進入身體後，促使身體酸化或鹼化的傾向，做同時的考慮，因此與灰燼實驗表格略有差異。

超簡單酸鹼食物速記法！

以上各種的食物表格，其實只要掌握幾個原則，便可輕鬆歸類出食物酸鹼種類：

鹼化食物→蔬菜、水果、天然調味料
酸化食物→澱粉、魚、肉、蛋、奶、酒、外食、加工食用油、人工調味料
中性食物→豆類、堅果類

◎更簡單的速記方式
鹼化食物→蔬果類
酸化食物→澱粉類、蛋白質類、加工食品
中性食物→種子類

怎麼吃，體質不再酸溜溜？

究竟要怎麼調整飲食，才能變成鹼性健康人呢？

身體內的鹼性資源太少，就容易變成酸性體質，而平時補充含有較多礦物質的鹼化食物，有助於體質的調整。

直接調整酸性體質的4大飲食妙招！

1 調整每餐酸鹼化食物比例

飲食中需要多攝取鹼化食物，少吃酸化食物。食物有酸鹼化之分，如同第一章所介紹，可以對照常見食物酸鹼表加以辨別。大體而言，蔬菜、水果多為鹼化食物；而肉類、貝類、魷魚、蝦及精製澱粉類屬於較偏酸化的食物。其中還有程度之別，例如深海魚偏弱酸，牛肉、貝類偏強酸，至於海藻、海帶類則屬於強鹼類，是很好的鹼化食物。

日常三餐的飲食標準，蔬菜、水果應該佔飲食總量的一半，鹼化食物的攝取量才會比較充足。至於，另外一半蛋白質類和澱粉類，乍看之下是屬於酸化食物，但如果選擇比較粗糙的五穀雜類，會比較沒那麼酸化。而且，蛋白質類食物如果能夠做到動物性蛋白質和植物性蛋白質各半，這樣的總和，會使蛋白質食物沒那麼酸。整個飲食比例，經過這樣的調整之後，一餐的酸鹼總值一定會鹼化大於酸化。如此長久吃下來，持之以

恆，必定把酸性體質調整為鹼性體質！

有人也許會納悶，自己平常已經攝取了很多蔬菜和水果，體質為何還是偏酸性？那表示蔬菜、水果攝取的比例還不夠，一定要佔總量的一半，甚至要更多，對體質的調整才會有明顯的影響。此外，也有可能是澱粉吃太多，因為很多人以為澱粉是鹼化食物，其實白米飯、白麵包、白麵條都是酸化食物，傳統上吃很多飯配一點菜的習慣，會讓身體偏酸，這一點很多人會疏忽。

還有一種可能性，就是炒菜、油炸物、餅乾、零食吃太多，即使有吃蔬菜，身體還是容易偏酸。

最後，有一種可能性，就是以前體內堆積太多酸性物質，為了要平衡身體內的酸鹼變化，需要比一般人吃更多的蔬菜和水果，才能調整回來。至於蔬菜是生吃或熟食都可以，其中的礦物質含量變化不大。不過，能生吃當然比較好，因為其他許多植物營養素和維生素尚未受到高溫破壞，也會有幫助身體鹼化的效果。

◎日常酸鹼飲食攝取比例表

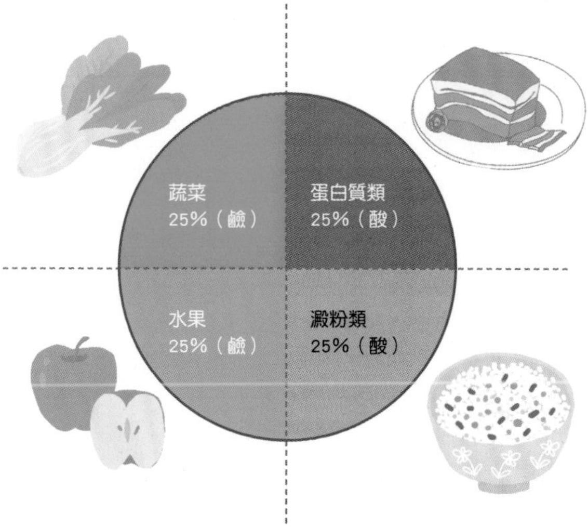

2 額外補充蔬果汁

新鮮的蔬菜水果除了直接吃，榨汁飲用也是很好的攝取方式，調製方法可以分成含纖維與不含纖維的兩種。

1. 含纖維的蔬果汁：

以調理機或果汁機現打而成，保留蔬果纖維和礦物質等營養成分，汁液和果渣合在一起，口感比較濃稠。

2. 不含纖維的蔬果汁：

以榨汁機現榨而成，為汁、渣分離的液體，沒有雜質和纖維，喝起來的口感和一般果汁一樣好喝，但更濃更甜。

以榨汁機調製蔬果汁，需要比較多的新鮮蔬果原料才能做成一杯。整體來說，所含的礦物質濃度也會增加，方便人體吸收更多的鹼性資源，對需要在短時間內大量補充鹼性物質的人來說，比較容易達到目標。

諮詢醫師，再大量飲用蔬果汁

以榨汁方式在短時間內快速調整酸性體質，改善身體疾病，必須經過醫師處方建議再進行，包括適合補充的蔬菜、水果種類、份量和進行時間，畢竟水果中也有糖分多和糖分少的差別，擅自過量飲用，可能出現其他的健康問題。
一般人維持每餐攝取50%新鮮蔬果的原則，並不必擔心糖分過多會造成身體負擔，因為蔬果中的糖、礦物質、維生素等養分是以天然的方式存在，自有互相制衡的作用，如纖維質可以減緩身體吸收蔗糖的速率，蔬果對人體的利大於弊。

多食用五行蔬菜湯

五行蔬菜湯是將白蘿蔔、紅蘿蔔、白蘿蔔葉、牛蒡、香菇等多種材料一起熬煮，直到材料煮軟熟爛，再連湯一起食用。
五行蔬菜湯中的維生素A、C、B群等營養成分，在烹煮時大部分都已經被破壞，但礦物質還在。我個人認為，五行蔬菜湯對調整體質而言，可發揮作用的主要原因是它可以快速、大量補充各種礦物質，和幾種顏色沒有直接的關係。選擇蔬菜則以有機蔬菜為佳，這類蔬菜含鍺、硒、鋅、錳等微量元素，礦物質含量比較豐富。

舉例而言，一天要吃進十顆芭樂、十根紅蘿蔔或五顆蘋果，以大口咀嚼的方式，大概沒有幾個人能辦到，因為纖維太多，會覺得很撐，但如果是用榨汁的方式喝下液體，比較好吞服，十顆芭樂、二十顆蘋果都沒問題，好喝又健康。

3 改變進食順序，健康大不同！

進食順序要注意！

在進食順序上，因人而異，如糖尿病、血糖不穩者，需要先吃蔬菜和蛋白質墊底，最後再吃澱粉類。因為蔬菜的纖維質，可以阻擾澱粉被小腸快速吸收、分解成葡萄糖，避免血液中的血糖濃度一下子飆高。

如果是壓力大或胃功能不佳、胃潰瘍的人，共通的特點是胃酸過低，消化酶比較少，腸胃功能弱。這類型的人應該先吃肉、魚、蛋豆奶等蛋白質食物，讓胃先分泌出胃酸、胃蛋白酶，將蛋白質分解掉；否則等到最後才吃，就沒有胃酸可以分解了。至於飯和菜可以之後再吃。

吃水果該在飯前或飯後？

水果在飯前或飯後吃，意義不同，這點很重要。

1. 在飯後吃水果：

飯後吃水果，主要是要攝取水果中的纖維質以幫助腸胃蠕動。但水果中的營養素如維生素C，會跟著剛吃進去的食團（飯、菜、肉）攪在一起，停留在腸胃中的時間較長，比較久之後才會被吸收，屆時營養素可能會不夠新鮮。

2. 在飯前吃水果：

在飯前吃水果，目的是吸收水果中的營養成分，因為是空腹狀態，營養很快就會被吸收，如維生素C、礦物質等。

3.想快速吸收水果養分：

想更快吸收水果中的營養成分，建議可以在餐與餐之間的空腹時段喝現榨的蔬果汁，使用榨汁專用的榨汁機所榨出來的蔬果汁，沒有纖維卻含有高濃度的營養成分，喝下去可以馬上吸收。

先喝湯？先吃飯？

喝湯的順序也是因人而異，台灣人喜歡飯前先喝一口湯，就腸胃道功能而言，緊張或壓力大的人的確應該先喝一口熱湯，主要目的是暖胃和放鬆，讓食道和胃部整個暖起來。

身體遇熱，副交感神經就會興奮，腸胃道功能會比較好一點。不過，也不能喝太多飯前湯，因為中式的湯通常是清湯，喝太多就會沖淡、稀釋胃酸和消化酶，影響其對食物的分解作用，因此有些人主張清湯要最後再喝。至於西式濃湯，因為濃度較稠，比較不會稀釋胃酸，在飯前或飯後飲用都不要緊。

其實，胃蛋白酶、小腸酶、胰澱粉酶、脂肪酶在被稀釋的情況下，消化情形和速度都會受影響，所以理論上，用餐中最好不要喝太多湯或水，以免影響消化功能，等到消化的差不多時再喝一些水，將食物往下沖，比較理想。

◎水果吃法影響大

進食順序	優　點	缺　點
餐前吃水果	新鮮營養一把抓	很多人不習慣，因為傳統上台灣飲食是飯後吃水果。
餐後吃水果	1.幫助腸胃蠕動 2.清爽、去油膩 3.有助排毒	吸收時營養素已不夠新鮮。
空腹喝無纖維現榨果汁	立即吸收高濃度植物營養素	未能攝取纖維質，有些浪費。

4 直接補充礦物質保健品

隨著現代科技進步，我們還可以直接補充綜合礦物質保健品。有執照的美國自然醫學醫師在診間有時會開立「綜合礦物質」，這種營養品不含維生素，其中成分全部是各種各樣的天然礦物質，而且比例已按照人體的需求設計好，攝取到

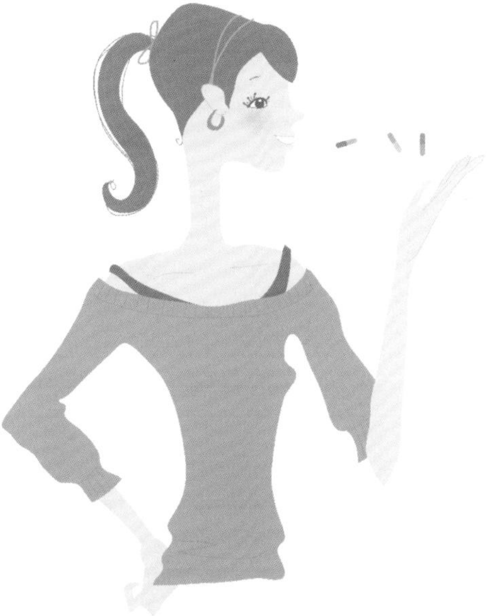

體內，可讓身體快速將其吸收利用，方便血液攜帶到全身，將身體調成鹼性狀態。

有時，針對於一些特殊需求的人，我們也常使用「非綜合」的礦物質天然保健品，例如鈣、鎂、鋅、鉀等個別的礦物質製劑，這種方法也是非常普遍，效果快速，非常令人滿意。不過，效果好壞與否，還是那句話。「品質、品質、品質」，在這個營養補充品的戰國時代，品質參差不齊是最大的問題。吃到品質不好的營養品，不但未能達到目的，有時甚至會傷身，不可不慎！

補充鈣、鎂

補充鈣、鎂可以放鬆神經、改善肌肉緊繃和腰酸背痛。許多人都有在睡眠中抽筋驚醒的經驗，包括小朋友、老年人，這是鈣、鎂不足的現象。近九十%的人補充優質的鈣鎂錠之後，兩天就好轉了，重新擁有令人稱羨的睡眠品質，也不再抽筋了。

補充鋅

對人體而言不可或缺的鋅，也是一種很重要的礦物質。鋅可以修復黏膜與毛髮，增強免疫力，促進皮膚健康。此外，男性的生殖器官有很多地方需要鋅，而且濃度要很高。缺乏鋅時，很容易出現生殖能力減退的現象。很多男性補充優質的鋅之後，不孕、精蟲稀少、陽萎不舉、攝護腺肥大等問題都迎刃而解。

這是我在美國診所的天然藥局數百件天然藥物當中，最能立竿見影的營養補充品之一，優質鋅和鈣鎂錠並列為礦物質類的「兩大救星」。

儘管國人飲食攝取行為已有改善，以往容易攝取不足的蛋白質、脂肪、澱粉等巨量營養素，如今多能輕易獲得。但從臨床上來看，國人對微量元素例如鋅的攝取還是普遍不足，可能是現代人的工作忙碌或飲食生活作息改變，人體對鋅的需求量增加了。美國有學者認為環境污染，會使人對鋅的需求量大增。無論成因為何，臨床上我們會發現，泌尿科門診中攝護腺肥大的中老年患者越來越多，這種狀況最適合由自然醫學來處理了，在美國的診所裡，我通常先替他們補充優質鋅，狀況就改善了一大半，另外一半再由其他方式來調理。

不過，長期服用鋅會導致礦物質銅的缺乏，引起不必要的症狀，例如心律不整、高血脂、免疫失常等，所以長期服用鋅，除了考慮品質要優良之外，還必須考慮特殊的鋅銅配方，不可不慎！

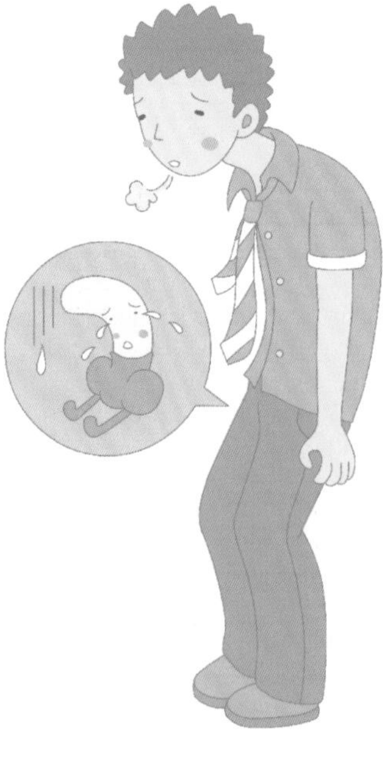

許多人容易產生鵝口瘡（台語俗稱為嘴破），也是因為鋅不足，導致黏膜比較脆弱，只要補足鋅，一天二十到五十毫克，症狀即可快速緩解。

鵝口瘡的發展先是紅色小洞（發炎），洞口慢慢擴大，然後出現黃、白色腐爛，此時傷口很大，接著周圍發紅，然後收尾，最痛苦的是傷口擴大的過程，連講話、進食都會痛。

有些患者夏天特別容易出現鵝口瘡，可能一個夏天要發作三到四次，每次要兩週才收口。

如果患者每天預防性地補充鋅二十五毫克，只要夏天來臨前提早一個月服用長效鋅銅配方，患者就可以安然度過整個夏季。對於鵝口瘡已經發作的患者，趕緊補充鋅劑，能使破口快速癒合、停止惡化。即使洞口還在發炎，但是講話、進食的時候，會比較不痛。

所以，善用優質礦物質，除了可以「廣泛性」地補充鹼性物質，調整酸鹼體質之外，還可以「針對性地」改善健康、提高生活品質，這是許多人還算陌生的養生之道。

補充鉀

最後，國人最不太熟悉的優質礦物質應該算是鉀吧！很多人不曉得它能幫助身體調節血壓，且鉀與鈉互為消長，很多人都知道鈉即食鹽（氯化鈉），吃多了對身體會造成負面影響，如血壓升高、增加心臟負荷；補充鉀離子的話，可以降低體內鈉離子的作用，維持正常血壓。

在美國的自然醫學診所裡，鉀常和鎂一起做成礦物質補充品一起使用，但鉀在台灣則是綜合維他命的眾多營養成分之一，不見其單獨出售。

怎麼烹調，食物不會變酸性？

烹調方法不對，連鹼化食物都會變酸！

★ 為什麼要生機飲食？

有些人以為生機飲食可以幫助體質調整鹼性，其實這樣講太過含糊。精確來說，是蔬果含有鹼性物質，可以補充礦物質，改善體質。含有鹼性物質的蔬果不管生食或煮熟，其中的礦物質含量變化不大，都有將體質轉化成鹼性的效果，並非只有生機飲食才有幫助。

這是就礦物質的角度來看，但是，如果從礦物質以外的角度來分析，生機飲食含有豐富植物營養素，對人體的好處多得不得了，學理也就更加千變萬化了。

一顆番茄含有高達一萬種的植物營養素，而不只是維生素C與茄紅素兩種而已。雖然，現代科技還不能把多如繁星的植物營養素對身體的作用，一五一十講清楚，但是，以下有幾個烹調的小觀念與酸鹼體質有關，我稍微提示一下。

★ 儘量不用高溫

一切蔬果烹調的基本原則，就是「能生不熟，能熟不爛」。蔬果儘量不用高溫烹調，能生吃的蔬果，儘量不要用煮的。不能生吃的蔬果，例如空心菜、番薯葉，稍微汆燙一下，殺青就好，儘量不要煮太久，變爛或變黃就不好了。

像美國人喜歡將綠色花椰菜或高麗菜，煮到轉黃褐色了才吃，說真的，我以前在美國南方，吃過鄰居煮給我吃的這種料理，味道還真的不賴，但養分都流失了，必須要再吃其他新鮮蔬菜來彌補不足。

★注意每種油的冒煙點

每一種油都有冒煙點，一超過冒煙點的溫度，油就會氧化、變質，用以料理而成的食物也會變質。吃到體內，會產生很多自由基或致癌物質，破壞細胞膜，甚至干擾身體運作，導致身體容易酸化。

◎各種油脂的冒煙點

用途	適合烹調方式	油品&冒煙點
低溫用油（107℃）	涼拌水炒	未精製葵花油（107℃）
		未精製紅花油（107℃）
		未精製亞麻仁油（107℃）
		未精製菜籽油（107℃）
中溫用油（150℃～177℃）	小火炒	未精製大豆油（160℃）
		未精製玉米油（160℃）
		未精製冷壓橄欖油（160℃）
		未精製花生油（160℃）
		未精製胡桃油（160℃）
	中火炒	未精製芝麻油（177℃）
		未精製奶油（177℃）
		未精製椰子油（177℃）
高溫用油（178℃～271℃）	煎炸	未精製植物酥油（182℃）
		未精製豬油（182℃）
		精製菜籽油（204℃）
		精製冷壓橄欖油（207℃）
		精製芝麻油（210℃）
		精製葡萄籽油（216℃）
		未精製酪梨油（220℃）
		未精製苦茶油（223℃）
		精製葵花油（227℃）
		精製大豆油（232℃）
		精製玉米油（232℃）
		精製花生油（232℃）
		精製椰子油（232℃）
		精製橄欖渣油（238℃）
		精製苦茶油（252℃）
		精製酪梨油（271℃）

同樣的食材用高溫烹調方式料理，尤其是煎、油炸後，如炸茄子、炸香菇等，容易因為氧化使身體變成酸性，如果生吃，則能完整保留各種原始的植物營養素。

★ 不要碰氫化油

氫化油是自然界原本不存在的油，人體攝取太多氫化油，會使生化反應停擺、甚至中斷，體質偏酸，而且氫化油會卡在體內，變成一種廢物。日常飲食中的人造奶油、乳瑪琳、酥油、氫化棕櫚油等都屬於氫化油，可見氫化油其實非常普遍，而像臭豆腐、炸薯條、炸雞排、鹹酥雞、爆米花、烤麵包、油條等外食或零食都是。

目前在台灣也常使用氫化油製成的食物。在美國的紐約和加州，州政府已經開始禁止使用氫化油了，因為貪圖方便、便宜，使用氫化油所造成的醫療赤字太嚴重，乾脆嚴格禁止，民眾就比較不會生病。

什麼是酵素？

酵素是人體內無數生化反應的催化劑，也是最近在坊間炒得很熱的營養品。但是，很多人買酵素時沒有考慮到，酵素其實是一種蛋白質，吃下肚以後，會不會被胃酸分解掉？如果在胃裡分解掉了，那吃下去的酵素就不能進入到小腸，發揮它的效能。所以，酵素產品可以用，但臨床上，合格的自然醫學醫師會考慮它的成分，能否通過胃酸的考驗，測試一下效果如何。

上述的是額外補充的酵素，其實不論是肉類或蔬菜，只要是天然食物就含有酵素，而且，只要未經攝氏55℃以上烹煮，食物內的酵素就不會因為遇熱而破壞。這就是野生動物吃生食，身體反而很健康、很有活力的原因，也是生機飲食的重要基本原則。

生機飲食顧名思義，就是儘量吃生的，除了可以保留各式植物營養素，新鮮食物裡面的酵素也能完好保留，可以補足體內酵素的不足，強化人體一系列複雜的生化反應。而且，新鮮食物內的酵素受到細胞壁、細胞膜的保護，在通過胃酸的時候，比較不像營養品一樣暴露出來，所以相對之下，比較耐得住胃酸的考驗，這又是一個「天然的最好」的美好印證。

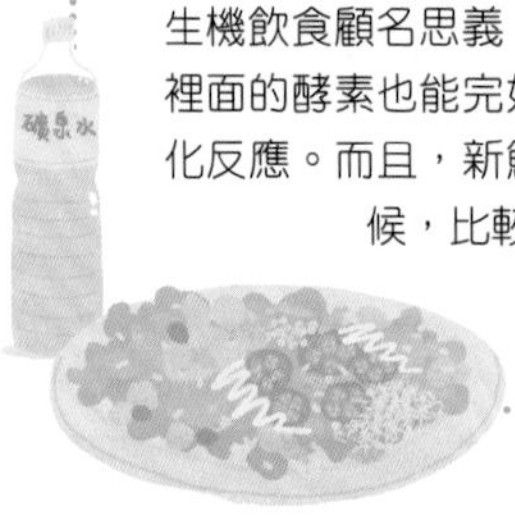

最有效的鹼性飲食吸收法！

怎麼吃才能讓身體快速鹼化呢？就讓以下章節告訴您！

★ 牛奶讓身體變酸，使骨質流失？

為什麼喝牛奶卻吸收不到鈣質？

大家都知道鈣質很重要，很多人也常利用喝牛奶來補充鈣質。但其實喝牛奶是否真能補充鈣質，我個人持保留態度。全世界適合每天喝牛奶的人其實不到十%，北歐人適合喝牛奶的人口比例可能稍微多一點，但大多數亞洲人其實並不適合飲用牛奶。

牛奶固然含鈣，但這種鈣質不易被人體吸收，而且牛奶含豐富蛋白質、磷，進入人體之後，會需要動用體內更多鹼性資源來中和這些蛋白質，甚至必須從骨骼中調出更多鈣質來中和，反而容易導致骨質流失。

鈣的良好來源

在天然的鹼化食物當中，黃豆、深綠色蔬菜是很好的鈣質來源（有機的更好），應該多多攝取。如果不方便攝取，也可補充含鈣保健品。美國市面上鈣質相關的保健食品有很多，包括：碳酸鈣、檸檬酸鈣、胺基酸鈣、鈣粉、鈣乳等多種形式，但是不見得都能被身體妥善吸收利用。

◎碳酸鈣：

台灣常見的鈣質保健品形式，價格最便宜，

却最不容易被人體吸收。碳酸鈣需要胃酸加以離子化才行，現代人由於壓力過大導致胃酸分泌較少，像這樣胃酸不足的人，往往一顆鈣片下肚，身體還沒將它離子化就排泄出去。

聽說美國下水道工人在下水道底層，清出很多鈣片。因為鈣片的包膜太硬，不容易消化，很多人吃下肚的鈣片，就從大便中排到馬桶，又從馬桶沖到下水道。即使包膜不厚，鈣質可以被溶解出來，但是，碳酸鈣畢竟是最不容易被吸收的形式。據統計，很多人都選擇碳酸鈣鈣片，但身體吸收量不到二十％。換句話說，每個月花了一千元買的鈣片來服用，可能只有二百元的鈣進入體內，近八百元的鈣被身體排放出來，真是可惜。

◎檸檬酸鈣：

結合碳酸鈣和檸檬酸的保健品，人體吸收率達六十到七十％，甚至七十％以上，相對於碳酸鈣，是屬於比較優良的形式。

◎胺基酸鈣：

不論是碳酸鈣或檸檬酸鈣，進入人體都需要經過離子化的階段。鈣經過離子化後進到血液中，藉由血液中的胺基酸將鈣攜帶到需要鈣的地方。而比較有概念的優質營養品研發公司，直接把鈣製成胺基酸鈣，食用之後，就能直接進到血液中被身體利用，生物使用率達九十％以上，效率極佳，而且價格合理。

◎鈣粉：

結合鈣、檸檬酸、鎂、抗壞血酸（維生素C），加上發泡粉製成，食用前需加入水，之後會產生發泡，進行離子化，等水由白色轉成透明後即可飲用。業者通常會加一些檸檬酸調味，喝起來有點像果汁，比較順口，也算是一種很好的鈣質補充方式。但由於是碳酸鈣和離子鈣，我的臨床心得是，生物使用率比胺基酸鈣略差一些。敏感的

什麼是生物使用率？

又稱生物利用率或生體利用率（bioavailability），簡單來說，就是人體對營養素或是藥物吸收、利用的情形。

人，睡前吃一點，隔天早上起來就知道了。

◎鈣乳：

美國有些品牌，將鈣加入乳狀營養劑和一些天然香味，製成用喝的保健品，像奶精般濃稠，也算挺好喝。其生物使用率和鈣粉差不多。

★讓身體快速鹼化的方法！

1. 補充離子鈣

補充離子鈣是一種讓快速身體鹼化的方法。

先舉例說明碳酸鈣與離子鈣的差別，我們可以把牡蠣殼、雞蛋殼磨成粉，這些粉末就是碳酸鈣，含有鈣的成分，將這些粉末灑在水中，經過一段時間，還是可以看得到粉末，並沒有溶於水；但經過離子化的鈣粉，稱之為離子鈣，把離子鈣粉末灑在水中，它會馬上溶解。

碳酸鈣進到人體後，還需要胃酸進行酸鹼中和，將它離子化，身體才能吸收、利用；如果補充的是適當濃度的離子鈣，可以省略掉上述過程，直接被身體利用。不過離子鈣的缺點是鹼性很強，必須經過稀釋。食用的方法是將一小粒離子鈣膠囊打開，取一點點粉末先溶於二公升的水中，充分搖晃稀釋後，一天內喝完。

坊間販賣的離子鈣，通常是錠狀或膠囊，一次用一顆。其實離子鈣只需要一點點的用量就好，不過因為份量太少很難製作，有些業者便會添加其他成分，如填充澱粉等對健康沒有負面影響的營養劑。

由於離子鈣是強鹼，使用時對粗心的人來說，有相當程度的危險性，為了安全，防止意外發生，在臨床上我能不用離子鈣就不用。也有少數案例，喝了離子鈣水會有腸胃稍微不適的反應，讓我對這種補充品更加小心謹慎。

2.睡前咬一顆鈣

我自己有個維持多年的習慣：在睡前咬一顆二百五十毫克的鈣錠，一方面可穩定神經、助眠，同時也讓自己定期補充鈣質。

我建議，不論你的鈣片在產品說明上註記是整顆吞服或是建議咀嚼，請一律咬開後再吞下。因為製成錠劑的鈣片不經咬開，不管包膜厚薄，都需要很久的時間才能被身體消化、利用。一旦咬開，與唾液混合，很快就能吸收。

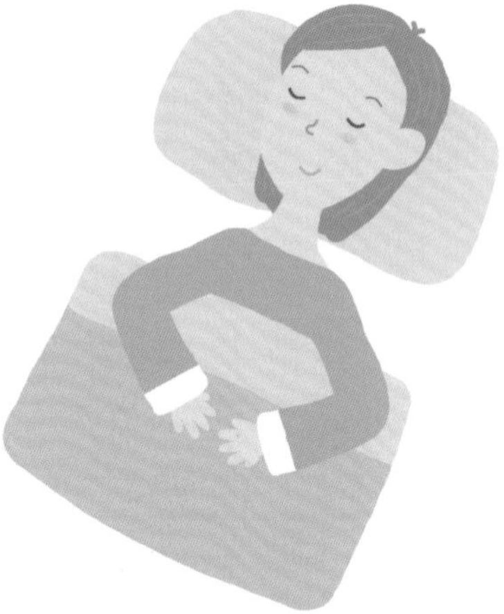

有人也許會說，鈣片咬開後味道很重，很難吃，那是因為品質不好，這種鈣片不吃也罷！好的鈣片不應該有怪味、化學味、藥味，沒有特殊的味道，也不會令人覺得噁心。

美國RDI每日建議攝取量是一千毫克的鈣質，但除非是骨質疏鬆的患者，臨床上的經驗是，一般人只要挑選容易吸收（生物使用率高）的鈣質，每日補充二百五十毫克即可發揮效果，這樣就不會把多餘的七百五十毫克沖到馬桶裡，這樣也算是珍惜地球資源的一件善行吧！

3.最好同時攝取鎂、鈣

許多人有腰酸背痛的問題，腰酸背痛分物理性和化學性二類，首先要確定骨頭是否歪斜。如果產生歪斜，這種物理結構性的變異，必須儘快用物理方式調整回來，否則始終壓迫到神經，肌腱、肌肉一直拉扯，當然會不舒服。如果是化學性的腰酸背痛，如中醫說的腎虛，可能骨頭完全

正常，但生殖、泌尿系統太差，一天到晚喊腰酸背痛，必須透過中藥、營養品、針灸來提升局部功能。

生殖、泌尿系統不好為何會腰酸背痛？道理其實很簡單，因為所有的內臟都須要神經支配，例如大腦命令女性的卵巢、子宮、生殖器官或泌尿器官各司其職，這些指令的傳達是由一條又一條的神經，從大腦下來，沿著脊椎下達到腰椎、薦椎。

腰椎、薦椎處的神經主導骨盆腔器官與下半身器官，泌尿系統如果出問題，腰椎、薦椎處的神經就會一直釋放訊號，直到疲乏，產生酸痛。

中醫說的腎虛，包括腎上腺衰竭、生殖系統及泌尿系統衰弱、腦下垂體衰弱，都是與腰椎關係密切。

改善方法除了針灸之外，補充鈣、鎂能穩定神經和肌肉，不僅對化學性腰痛有很大的幫助，對改善結構性腰痛也有很不錯的效果。

因為肌肉群受到鈣鎂的放鬆之後，不再不正常收縮，關節還有可能自行恢復到它們原有的相對位置，關節和肌肉也不再壓迫神經，沒人壓它，自然就不酸不痛了。這就是很多腰酸背痛的超簡單解說版。

◎RDI、RDA之鈣鎂攝取參考值

	RDI	1968 RDA	1974 RDA	1980 RDA	1989 RDA	DRI
鈣	1000 mg	1300 mg	1200 mg	1200 mg	1200 mg	1300 mg
鎂	400 mg	400 mg	400 mg	400 mg	400 mg	420 mg

什麼是RDI？

全名是Reference Daily Intake，中譯為「每日參考攝取量」，是美國食物藥品管理局（FDA）至今仍用於營養標示的參考值，以1968年的RDA作為標準。而RDA的全名是Recommended Daily Allowance，中文翻譯為「每日建議攝取量」，是於1941年制定，作為國民每日營養攝取的建議標準，歷經1968、1974、1980、1989年的修改，於1997年被DRI（Dietary Reference Intake）取代。

但補充鈣時需注意，如果只攝取鈣，而且是空腹時吃，容易造成結石；但如果是和鎂搭配一起吃，不論是否空腹，都不容易造成結石，所以鈣和鎂一起吃，總是有益無害。

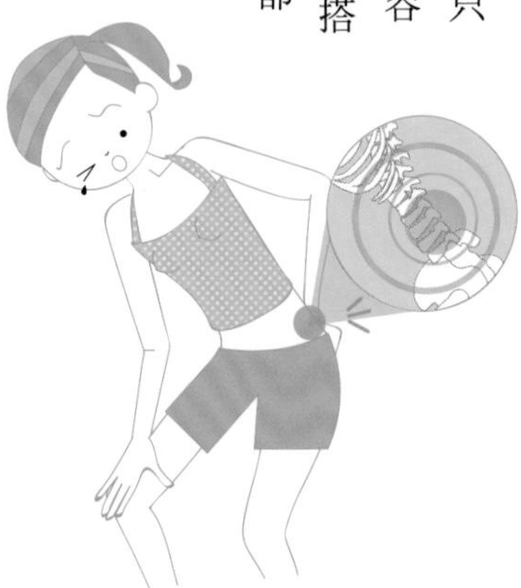

4. 留意礦物質搭配原則

日常飲食中，某些礦物質和營養素之間，彼此會有消長、拮抗作用，有些則搭配在一起可相輔相成，發揮更好的效果，搭配方式可以參考下面的簡表。

如果搞不清楚自己需要針對哪一種礦物質服用，比較省事的方法，是直接補充「綜合礦物質」這種保健品。其中各種微量元素已依照人體所需的比例調整好，讓自己身體去挑選。這種綜合礦物質，可同時補充平常不易攝取到的微量元素，例如善於抗氧化、抗癌的硒，以及抗癌作用明顯的鍺。

◎營養素成分速配表

微量元素	適合同時服用的組合	宜錯開食用的組合	必須均衡的組合
鈣	鈣＋鎂	鈣、鐵 鈣、銅	
鋅	鋅＋維生素C 鋅＋維生素A	鋅、鈣、鐵	鋅、維生素B6
鎂	鎂＋鈣	鎂、酒精飲料	
鉀	鉀＋鎂		鉀、鈉
硒	硒＋維生素 E		

◎常見的微量元素缺乏症

疾病	可能缺乏的微量元素
面皰、粉刺 acne	鋅、硫
貧血 anemia	鐵、銅、鈷、鉬
關節炎 arthritis	鈣、銅、鎂、鉀、硼
氣喘 asthma	鉀、鉬、鋅、鎂、碘
易脆指甲 brittle nails	鐵、鋅
畸胎 birth defects	鋅、銅、鈷、硒、鎂、錳
癌 cancer	硒、鍺、鎵
念珠菌病 candidiasis	鋅、硒、鉻
心血管病 cardiovascular disease	鈣、銅、鎂、鉀、硒、錳
慢性疲勞 chronic fatigue	鋅、硒、鉻、釩
便祕 constipation	鐵、鎂、鉀
抽筋 cramps	鈣、鎂、鈉、錳
沮喪、抑鬱 depression	鈣、銅、鐵、鈉、鋅、鉻
糖尿病 diabetes	鉻、釩、鋅
消化不良 digestive problems	氯、鉻、鋅
濕疹 eczema	鋅
浮腫 edema	鉀
甲狀腺腫 goiter	碘、銅
灰髮 graying hair	銅
掉髮 hair loss	銅、鋅
過動 hyperactivity	鉻、鋅、鎂、鋰
手腳冰冷 hypothermia	鎂
免疫系統不良 immune system weakness	硒、鋅、鉻、銅
陽萎 impotence	硒、鋅、錳、鈣、鉻
不孕 infertility	鋅、硒、鉻、銅、錳
肝功能不良 liver dysfunction	鈷、硒、鉻、鋅
健忘 memory loss	鋅、錳
肌肉營養不良 muscular dystrophy	硒、鉀、錳
神經質 nervousness	鎂
骨質疏鬆症 osteoporosis	鈣、鎂、硼、錳
經前症候群 P.M.S.	鋅、鉻、硒
牙周病、齒齦炎 periodontis、gingivitis	鈣、鉀、鎂、硼
性功能失常 sexual dysfunctions	硒、鋅、錳
皺紋與肌肉下垂 wrinkles sagging	銅

有機飲食，能讓人變成鹼性體質嗎？

有機飲食是好的嗎？能讓體質有效鹼化嗎？

要從飲食中獲得更多的微量元素，讓體質不再繼續酸化下去，最好的食物就是有機蔬果。

有機蔬菜和化肥蔬菜的差別

以有機方式栽培的蔬果，能從土壤中吸收更多的養分，這是有機蔬果和化肥蔬果最大的差別。

使用化肥種植收成的蔬菜，主要是給予植物氮、磷、鉀，其他微量元素較為缺乏。因為化肥蔬果最重視的是外觀賣相，如果要葉子漂亮，就是氮肥多一點；如果是要開花結果，就磷肥多一點；講求莖幹壯碩，則給鉀肥多一點。

簡單來說，氮是葉肥，磷是花肥，鉀是莖肥。如此去調配化肥的比例，就可以控制一棵植物哪裡長得漂亮。但是，除了氮、磷、鉀，其他的土壤營養素呢？

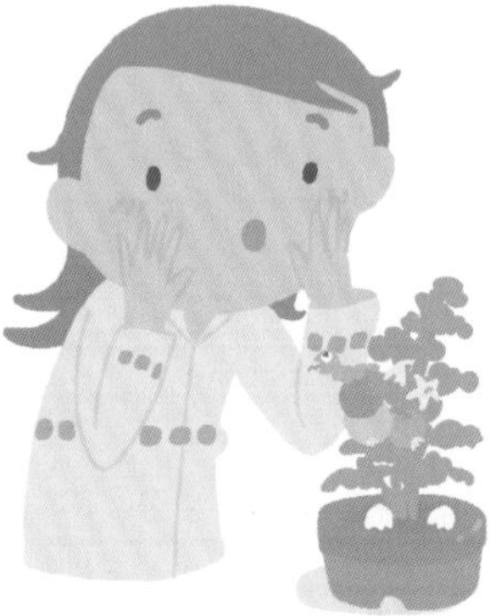

怎麼分辨有機或化肥蔬菜？

辨別有機蔬菜和化肥蔬菜的方式，其實就是實際品嚐，只要吃吃看，不難發現。缺少了其他微

量元素的化肥蔬菜，口感就是比較不甘甜，有怪味；反觀有機蔬菜，因為從肥沃土壤中吸收了許多營養，其中所含的微量元素和各種植物營養素比較豐富，通常吃起來不僅甘甜、水分飽滿，而且有天然的清香。

◎紅蘿蔔：

舉例而言，我小時候最不喜歡吃紅蘿蔔，總覺得紅蘿蔔味道很重，有股怪味。直到我在美國試著自己種菜，訝異自己種的有機紅蘿蔔怎麼那麼甜，而且沒有怪味，這才領悟原來小時候吃的紅蘿蔔，其怪味來自化肥。

也許紅蘿蔔本身就有特殊的味道，但是化肥一多，激發之下，使得那股味道更重。而微量元素的缺乏，使化肥的紅蘿蔔的天然甘甜味不見了。

◎小黃瓜：

有機種植的小黃瓜，甘味流露，口感清脆，一咬之下鏗鏘有聲，美味到令人一口接一口；以化肥種植的小黃瓜，因為有種味道，吃幾口就不想再吃，一般人只好多加一些調味料如糖或鹽、醬油等，企圖蓋過那種味道。

我自己種了將近十年的有機蔬菜，夏天時我便常常拿自己種的小黃瓜當零食吃，整條小黃瓜只有用清水略洗一下，就咬來吃完，完全不需要任何醬料。在西雅圖，我則種義大利脆瓜來取代小黃瓜，質感與口味更棒，也不像小黃瓜的涼性那麼重。

◎青椒：

有機青椒與化肥青椒的味道差異也很明顯，有機的青椒幾乎可當水果食用，非常甘甜、清脆多汁；但化肥青椒一定得透過烹調，才能蓋掉很重的味道。

◎萵苣：

化肥萵苣會有苦味，但有機萵苣則不會。我住在美國西雅圖時，一九九七年第一次種植的蔬菜就是紫色萵苣。當地氣候比較潮濕，有一種蟲叫slug，中文名叫做蛞蝓，長得像馬蟥，其實和蝸

牛是近親，只差在沒有殼。

蛞蝓愛吃蔬菜，尤其喜歡在下雨過後出來啃菜，把十幾公分高的萵苣，從接近地面的莖部一咬，整顆萵苣就不支倒地，非常浪費，真是暴殄天物，如果它只吃葉子，我可以分它吃一些嘛！為什麼要攔腰啃呢？

當地人都去買一種名為「蝸牛餌（slug bait）」、類似木屑的東西來驅蟲。我如法炮製，灑了之後真的有效，蛞蝓果真不再來襲，收成的萵苣長得很大很漂亮，沒想到嚐起來卻很苦、很難吃！我才知道蝸牛餌原來是農藥！

後來，我試著不用蝸牛餌，用自己的方式如以鐵圈、銅片，圍在菜園四周，倒一些啤酒在杯中引誘它，或是每天晚上十點拿著手電筒去捉蟲……等天然有機的方法，控制住害蟲後，收成的蔬菜就變得很甘甜。

我深刻體認到，同一棵植物，用農藥化肥養大的會有怪味，不用農藥化肥，怪味就不見了，而用有機肥這類的天然肥，如菜屑、草屑、落葉做成的堆肥，或是傳統的馬糞、牛糞、尿等，所種植出來的菜就會很甘甜。

我得到的結論便是，幾乎所有用有機方式種植的蔬菜，又香又甜；如果是化肥、農藥種出來的蔬菜，不僅味道欠佳，吃到體內還會渾身不自在，甚至引起不適感。像敏感的我，吃到含農藥的蔬菜，五分鐘內胃腸會有特殊的反應，我就知道這蔬果農藥太多了，要少吃為妙。

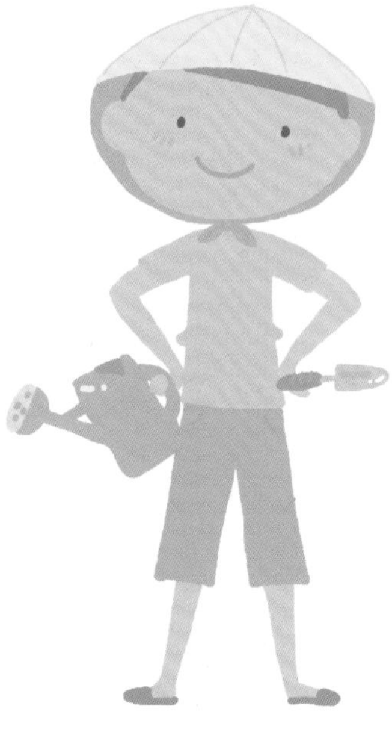

水怎麼喝，才能調整體質？

多喝水能鹼化體質嗎？怎樣的水才健康呢？

喝水一定要喝乾淨的水，有人會疑問水還能喝到不乾淨的嗎？其實很容易的。所謂的不乾淨，包括源頭的不乾淨，如水源污染、管線污染。

而管線污染包括從自來水廠到家裡的管線，因為水管可能生鏽、髒污，也包括家中飲水機內的管路和濾水器中的濾心，這些管路很難清理，一旦髒污，尤其是濾心，反而容易成為細菌的培養皿，造成飲水不潔。

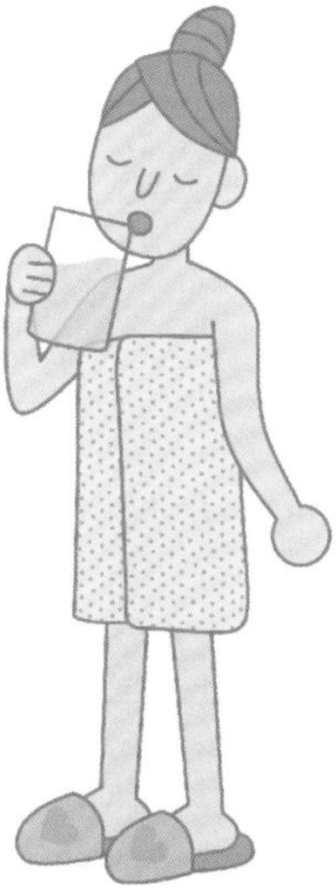

怎樣的水才健康？

飲用水有沒有能量，是不是含豐富礦物質都還算其次，最重要的是水質要乾淨、無污染。水的功用很多，就體質酸鹼的角度而言，水扮演的角色是沖水溝，清掉體內新陳代謝產生出來的廢物，所以飲用水當然必須乾淨，如果飲用水不潔，反而把污染源帶入身體，越沖越髒，自然會干擾人體健康。

基本上，如果能喝到山泉水或是無污染山坡地所汲獲的水、無酸雨或農藥成分的水、喜馬拉雅山上的雪水，當然是最好，但是很難。中央氣象局的監測報告顯示，二〇〇八年元月基隆的雨水

酸鹼度只有pH 3.9，就是空氣污染所引起，真是可怕。大氣雲層是移動的，整個大環境層層污染，防不勝防，最實際的方法，就是在飲用水的末端，也就是你家的廚房，加裝優質的濾水器，過濾掉有害物質。

用濾水器，幫助水質更乾淨！

比方說用活性碳濾心過濾掉有害化學物質；用含有矽藻土的濾心過濾掉雜質；用銀離子抑制細菌；用離子交換樹酯過濾重金屬等等。在現代科技進步的情形下，我們已經可以把任何髒水，利用各種濾心過濾成潔淨水。

目前的濾水器基本上可分為二個等級，一是基本乾淨型，經過濾後其中還是會有大腸桿菌等細菌，可以用煮沸三分鐘的方式補強殺菌；另一種是生飲級濾水器，不論水源污染有多重，經過濾後，水可以直接生飲。

而台灣的自來水，由於源頭與管線的污染，普遍來說，水質比歐美國家來得差，尤其中南部某些工業區附近更加嚴重，必須慎選濾水器。在台灣所有的自來水源中，以翡翠水庫的水最乾淨。

★ 喝多少水算足夠？

掌握水質的乾淨度後，記得要喝足夠的水。對人體而言，多少水分才算充足呢？我的定義是，每天二千毫升左右，冬天可以少一點，大約一千五百毫升水量就夠了。夏天多喝一點，喝二千毫升以上才夠。

因為夏季穿的衣服少，體內水分容易揮發掉，況且天氣又熱，容易流汗。冬天因為穿的衣服厚重，水分很難透過體表排出，即便是睡覺時，水蒸氣都保留在棉被中，也很少流汗，因此需要補充的水分可以少一點。

至於水分攝取到底要多少，是否有更精細的標準呢？答案是因人而異，因為每個人的體質不太

一樣、居住的環境也不同。例如住在熱帶雨林地區和內蒙古地區的人，兩者對於水的需求量是不同的。

一方面是兩地的濕度不同，另一方面，兩種民族的習性也不同。內蒙古人居住乾旱氣候中已經幾千年了，他們在先天上比較能夠適應乾旱環境，身體對水的使用度也比較有效率，就像住在非洲撒哈拉沙漠或是中東沙漠地區的人，要有能力橫跨沙漠，身體也早已訓練成帶一壺水就能橫跨沙漠。而住在熱帶雨林的人，水源充沛，就沒有這種訓練。

飲水過多或過少都不好！

以上說的都是健康的人、而且是生活在大自然環境之下的健康人。如果你生活在污染的現代化都市、運動缺乏、飲食不當、甚至身體有慢性病，整體而言，你對缺水的耐受力會比較差。所以，儘量要喝到一天二公升的水量，才能沖刷出多餘廢物，身體會比較健康。

但是反過來說，一個正常人如果喝太多水分，甚至喝到三公升，對身體不但沒有好處，甚至會有害處。您有沒有體會過，水喝太多時，喝起來會有苦味；相反的，如果一整天都沒喝到水，乍喝到水的一剎那，會覺得好像喝到瓊漿玉液，水怎麼如此甘甜？

我們身體的感官很奇妙，明明同樣一杯水，在身體缺乏或是飽和的時候，感覺就是不一樣。在非常需要水的狀態下喝到水，會覺得很舒服；但是喝太多水的時候，身體自然會厭惡水的味道。

所以想知道自己究竟該喝多少水，除了請醫師根據個人全身健康情形幫您判斷之外，就是自己判斷，根據自己喝水的味道，適時補充水分。

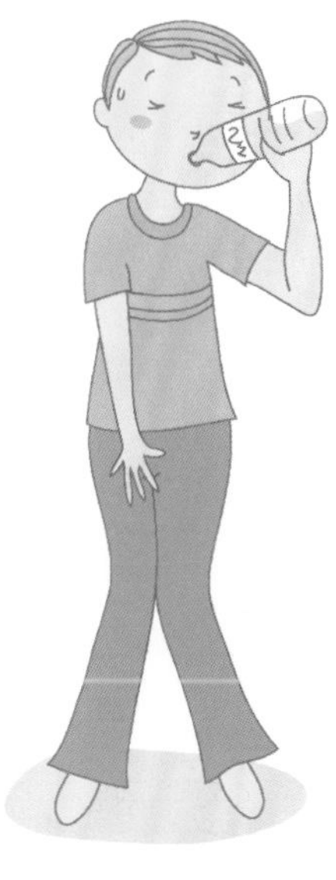

不喝水，健康大危機！

有些人天生就不愛喝水，或是忙於工作、學業、家務，甚至不在乎自己的健康，懶得喝水。這種不良習慣，當身體還年輕時，可能耐得住，但隨著年紀慢慢增加，不愛喝水的習慣，對健康的影響就不能小覷。

身體常常缺乏水分，便會採取應變措施，動用到特殊機制。長久下來，身體就會變差。如果是虛弱又水分不足的人，身體會變得更差，體質更酸，再不補充水分，廢物堆積在體內，就更不容易排泄出來。

如果水喝得不夠，身體的腎臟系統在回收水分時，會回收更多的水分，相對地，尿液就會比較濃，因為其中尿酸的濃度太高，排尿時尿道甚至會有灼熱感，不太舒服，所以，有時從尿液的濃稠度，也可以看得出來你的水喝得夠不夠。

什麼是還原水？

我對水的基本要求是潔淨。全省的水源以翡翠水庫最佳，中南部工業區附近的水源最差。如果我必須出差到只提供逆滲透水或純水的場合，我會在自備的PET寶特瓶中放還原棒，讓還原棒中的礦物質，例如鎂釋放到純水中，因為純水、逆滲透水中沒有礦物質等鹼性物質。而含有礦物質的水，喝起來口感也比較好，比較甘甜。

還原棒對於常喝純水的人而言不可或缺，每個還原棒每個月需要泡在醋裡面一次，即可繼續使用。以每次還原三百毫升的水來說，可以使用五千次，還蠻經濟實惠的。

而裝水的瓶子，最好是選擇玻璃的，但是玻璃易破，又比較重，因此我會退而求其次，用PET的寶特瓶。PET這種塑膠材質比PV硬，而且比較不會把塑膠成分溶到水裡面，比較安心。

CHAPTER 5
變成鹼性體質的自然療法

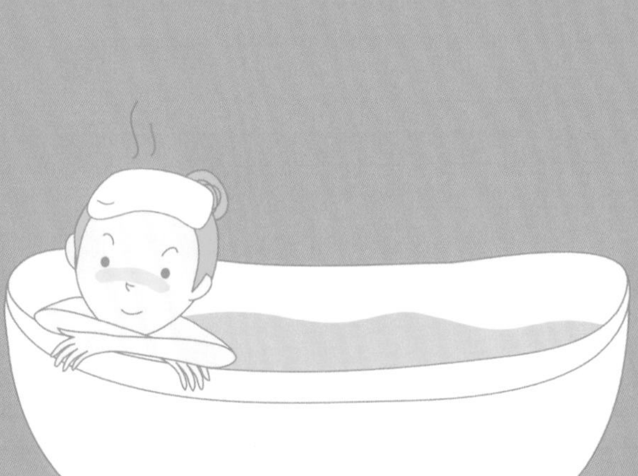

除飲食外，變身鹼性體質的9大類輔助療法！

想知道有哪些自然醫學療法，能幫助酸性體質鹼化嗎？快一起進入以下的章節吧！

以下這一章，我們要來談談一些輔助性的調整方法，這些方法不像直接補充鹼性物質那樣直接，卻可以促進血液循環、改善新陳代謝、放鬆神經肌肉，達到降低酸化的效果。

在自然醫學與傳統中醫當中，有不少天然療法，可以讓身體在既有的環境下（例如身體可能還是很酸，卻每天仍是大魚大肉），使用外來的方式，例如物理療法、運動療法、草藥療法、營養療法、同類療法、花精療法，甚至用到中醫的針灸、中藥、拔罐、刮痧等，讓身體啟動快速復原機制，將體質調到平衡的狀態。

舉例來說，運動、瑜伽、太極等身心運動，可以穩定神經系統，減緩因情緒因素刺激人體變成酸性體質。而腹式呼吸、按摩、指壓、熱水澡、三溫暖、喝潔淨水等，可以促進體液代謝。我們的體液就像河川、河流，如果停滯的話，堆積的廢物越來越多，水質就會越來越濁。

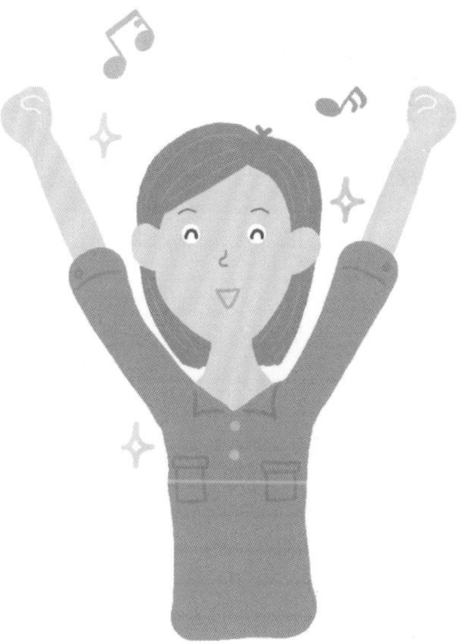

★療法1：物理療法

在美國正統自然醫學治病的各種方法當中，有一套「物理療法」。所謂的物理療法，是用光、電、水、冷、熱、力等物理因子來治療疾病、恢復健康，例如水療法當中有特別的體質水療（constitutional hydrotherapy），或是善用冷熱水的交替水療法（contrast hydrotherapy），又如遠紅外線（far infra-red）便是局部熱療法（local hyperthermia）的一種。

自然醫學的物理療法，雖然看起來和西醫的物理治療很類似，但其實不大一樣。因為自然醫學和主流西醫已經分開發展一百多年，有些手法與理念不盡相同。

自然醫學的物理療法範圍比西醫的物理治療廣泛，不只侷限在神經肌肉骨骼系統，治療對象與方法也遍及各類疾病，幾乎毫無限制。因為一百多年來自然醫學的物理療法，是由自然醫學醫師來診斷與操作，而不是由西醫體系的物理治療師來評估與操作。以下舉幾個簡單的物理療法，可以在家讓您DIY。

◎方法1：熱水澡

基於熱漲冷縮的原理，使用熱水讓體表溫度提高，毛細孔和微血管擴張，以便排出體內廢物，身體就會慢慢地恢復鹼性。尤其是冬天幾乎不會流汗，許多廢物有可能囤積在表皮之下，用蓮蓬頭沖熱水澡，可以幫助身體局部加溫，甚至達到局部流汗的效果。

熱水澡必須沖到體表皮膚微微發紅的程度，表示局部的微血管已擴張，新陳代謝已加速，廢物便容易排出，新血容易進來。

至於洗澡的水溫，視個人對冷熱的耐受度或喜好而定。有人比較怕熱，可以用四十度C的溫水沖十分鐘；有人喜歡燙一點，可以用四十二度C的熱水沖個三分鐘。值得注意的是臨睡前半小時不宜用四十三度C的熱水洗澡，以免水溫太高，

造成交感神經旺盛，精神太興奮，反而影響睡眠品質。

◎方法2：三溫暖

三溫暖（Sauna）是芬蘭人發明的。就學理而言，屬於水療法中的冷熱水療法（Contrast Hydrotherapy）。利用熱水和冷水的交替使用，對身體循環系統產生像幫浦一樣的效用，讓血管在收縮、擴張間，將體內廢物代謝出去。美國在一百多年前，也非常盛行類似的水療法。

三溫暖主要是先以熱水提高體表溫度後，跳入冷水中十五到三十秒，甚至持續到一分鐘，待身體感覺涼爽了，再慢慢加熱，淋些熱水在身上，接著進到木造烤箱中，坐到流汗，再繼續泡熱水、冷水……。

如此進行三個循環，身體會很舒服，產生睡意。同時，體內也努力把毒素從組織液帶到血液中，經過靜脈系統到心臟，再到肝、腎，進行解毒及代謝工程，將毒素排出體外，身體透過如此一番大掃除，清乾淨也就舒暢了。

◎方法3：按摩、指壓

前面提到，大部分的組織液酸鹼值不穩定，而按摩、指壓是利用力學的方法，用「力」這個物理因子，驅使淋巴管或靜脈中的廢物移動到淋巴結或大靜脈中，再到肝臟、腎臟，最後排泄掉。

例如按摩方法中的淋巴按摩，即是視體內淋巴管的走向，以力學促使體內廢物往大回收中心送；又如瑞典式按摩是將大面積的整塊肌肉，有方向性地又抓又揉，往單一方向推送，使肌肉中堆積的乳酸，以人為之力，加速排出體外。

相較於有氧運動為主動式的肌肉收縮，按摩、指壓和熱水澡可視為被動式的肌肉收縮，但都具有幫浦效果，可加速排放廢物。指壓通常是指東方的推拿，和穴位針灸一樣比較屬於局部式。

◎方法4：遠紅外線

遠紅外線會產生熱，能滲透皮下二至三公分，促進局部血液循環，改善酸性體質者局部血液循環差，缺氧又缺養分的現象。另外，氣喘也可以運用遠紅外線等物理療法來疏通，當患者有支氣管痙攣現象時，請患者趴下並為他照射背、胸等部位。當熱進入到皮下二至三公分，使局部代謝變好之後，氣喘就不會發作了，或是在照射後咳出一些痰，身體會覺得舒適許多。如果是痰很多的支氣管炎，可能需要用到透熱療法（Diathermy），才能把熱傳到體內四至八公分，排出濃痰。

肉眼看不見的遠紅外線沒有亮度，屬於一種光波波長，在物理治療中屬於熱療法，具有溫熱、促進血液循環活化細胞等功能。施行時除了進入遠紅外線烤箱接受照射之外，也可以購買遠紅外線燈，在家中自行照射，對一些寒性或代謝比較差的部位，照射五分鐘即可改善不適。

最常見的是寒性經痛，在生理期用吹風機或暖暖包溫熱腹部會很舒服的人，以遠紅外線燈照射腹部就適用。

但是，如果有婦科盆腔炎，或是子宮肌腺瘤，屬於中醫濕熱症狀的，千萬不要用熱療法，否則越治越糟糕。眼睛也千萬不適用這種穿透性的熱療法，否則會導致視網膜出血，嚴重時有失明的危險。所以，即使是自然療法，也是有危險性，必須尋找有執照的自然醫學醫師來診治，才比較有保障。

◎方法5：儘量遠離電器

很多電器含有電磁波，通常一整天下來已經接觸許多電器，晚上睡覺時，就更應該遠離電器。以臥室來說，床頭兩公尺範圍內不可以放電器用品，變壓器、電視機、床頭音響等都不宜，甚至鬧鐘也不要選需要插電的，如果真的不能不放，也要擺在床頭五十公分以外的地方，才不會干擾睡眠，增加體質變酸的機會。

大部分的美國人，到今天為止，還是喜歡在

床頭邊，放一個插電的鬧鐘。台灣人這種情況比較少見，鬧鐘大多是選用電池式的，這樣就不會有電磁波的問題。但是，很多人的鬧鐘其實都很吵，滴滴答答會干擾睡眠，應該選用超靜音型或數字型的鬧鐘，才容易一夜好眠。

★ 療法2：紓壓草藥

壓力大、睡不好都容易導致體質酸化，身體酸化、常生病，又會造成心理上的壓力，甚至睡不好，如此一來變成不易打破的惡性循環。需要透過外力強行介入，逆轉這種狀況，而保健食品也是可以輔助的外力之一。

纈草

纈草是一種草藥，在美國是很流行的天然藥物，常被做成營養補充品，有萃取液、軟膠囊及錠劑，適合因為輕微焦慮、精神壓力引起失眠時服用。

纈草，原產於歐洲，從希臘時代起就被當成是助眠的藥用植物。在十九世紀時廣泛應用於肌肉鬆弛、抗焦慮與安眠。我曾在美國奧勒岡州海拔兩千英尺的高山上露營時，挖取纈草的根煮茶來喝，結果才喝一碗就非常愛睏，拖著蹣跚的步伐幾乎走不到一百公尺內的帳棚，見識到新鮮纈草的威力。

美國的自然醫學醫師擅用歐美一、兩百種草藥，做成科學的天然藥物，給病人服用。但是由於台灣法規的限制，這些天然藥物很難在台灣市場正式販售，這是非常遺憾的事。

聖約翰草（金絲桃）

西方稱聖約翰草（St. John's Wort）的藥草，東方稱做金絲桃，又稱貫葉連翹。聖約翰草風行於歐美，廣泛用來對抗憂鬱、焦慮、失眠。

聖約翰草內含金絲桃素、類黃酮，會影響多種神經傳導物質，降低壓力荷爾蒙的分泌，進而幫助憂鬱症患者穩定情緒，而且有助安眠。因此，德國人也將聖約翰草列為抗憂鬱處方藥。在我北美住家後院常見的聖約翰草，葉片上透明的油點是辨別它的防偽標章，以免和另一種觀賞用的植物混淆。

這也是美國自然醫學醫師常用的天然藥物，我以前在美國甚至自己栽種、自己採收、自製成酊劑，給診所的病人服用，效果不錯。但台灣尚未開放此種藥草使用。

精油

精油可以改善心情，多少能抒解壓力，壓力很大的時候，可以滴幾滴有鎮定作用的薰衣草或迷迭香精油，讓心情放鬆。當體質變酸，進行泡澡抒壓時，也可以在澡盆裡滴入適當的精油，讓整個人更舒爽，效果會更好。

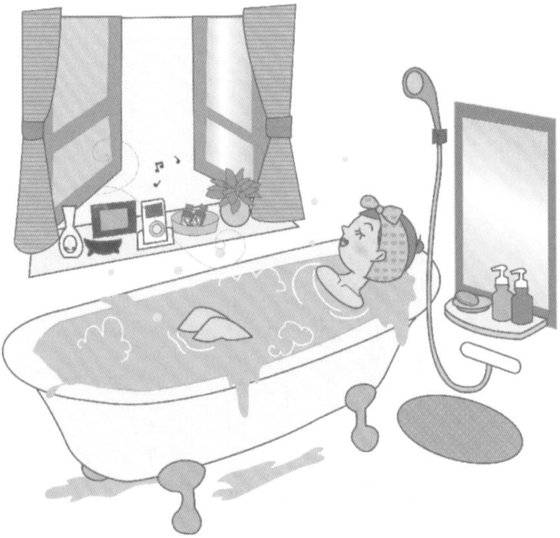

療法3：攝取天然維生素

身體代謝比較差的時候，身體會傾向酸性；這時可以補充天然的維生素，提高身體的代謝率與生化反應，進而讓身體恢復弱鹼狀態。

適合補充的維生素包括維生素A、C、E及B群，維生素B群含：維生素B1、B2、B3、B5、B6、B12、葉酸，這些都是生化反應中重要的催化劑，缺少了，生化反應就不能正常運作。

前面提過，當體內組織液廢物堆積太多時，新鮮氧氣和養分進不來、廢物也排不出去，就像交通堵塞一樣，生化反應運行失常，身體自然容易疲倦。

要解決身體中的交通癱瘓，可以補充天然維生素，提高體內維生素的濃度，以加速生化反應，再加上其他輔助方法，身體慢慢就會動起來。這就很像在交通壅塞的環境下，有人還是亂開車，突然有交通大隊或是警察等維護秩序的人降臨一樣，場面獲得控制後，就容易疏散，恢復暢通。

療法4：同類療法

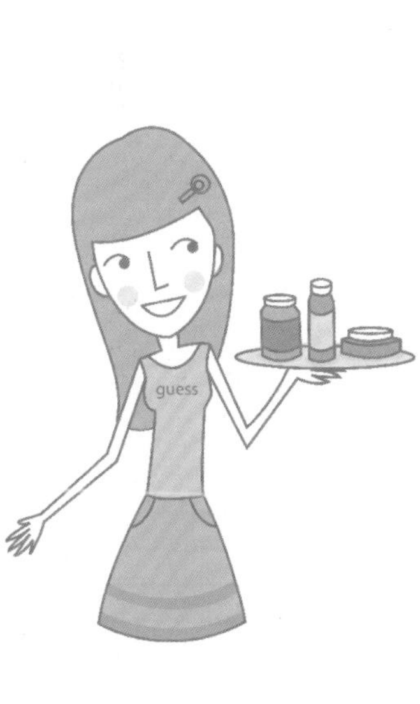

同類療法（Homeopathy）是台灣人非常陌生的一項自然療法。德國醫師山姆赫尼曼（Samuel Hahnemann）在二百年前發明了同類療法。一百多年來，在英國、德國、印度、美國發展得比較普遍，英國皇室成員至今如果身體有小毛病，先去看的醫師不是西醫，而是同類療法醫師，可見這種療法頗受英國皇室信賴。

什麼是同類療法？

同類療法的原理與定義非常難以解釋，粗淺的

解釋可為「用同類的製劑去治療同類的問題」。例如用蜂毒製劑去治療皮膚腫毒、用咖啡製劑去治療煩躁不安、用蕁麻製劑去治療蕁麻疹。有人會問，是不是「以毒攻毒」的意思？我的答案是有一點對，但又不全然對。

我有一個解釋比較容易理解：如果被蜜蜂叮咬，皮膚會紅腫熱痛，但是如果把蜂毒拿去加水稀釋震盪，再給一位皮膚上有無名腫毒的病人服用，他的無名腫毒會逐漸消退。這是為什麼呢？因為在這種特殊的震盪稀釋（suc.c.ussion）過程中，製劑（Remedy）裡面的蜂毒「物質面」越來越少，但是「能量面」卻越來越強。當該病人吃下蜂毒製劑時，身體會以為是真正的蜂毒入侵身體，而去抵抗它，激發起生命力，想要消腫，但實際上身體並無蜂毒的物質進來，只有它的能量進來。

這聽起來很抽象，但不論如何，消腫的目的達到了，這就是「同類治療同類」的意思。非常

難懂的觀念，整個學問也非常難學，不但需要對數百種製劑的特性要倒背如流，而且對每一位病人的諮詢需要花很久的時間，這是古典的同類療法，如果醫師功力夠，它可以治療幾乎所有身、心、靈的症狀。

激發人體自癒力的同類療法！

從同類療法的專業口吻來說，我們是在治療一個人的體質（Constitution），用製劑激發他的自癒力（Self healing power），讓他自己把體質調到平衡點。台灣比較不流行這種複雜的古典同類療法，而是用電子同類療法，用儀器去檢測病人，然後再開立製劑，這個派別，很容易學習與操作，稱之為現代同類療法。

古典同類療法擁護者認為電子儀器有它的侷限性，處方的開立遠不及老經驗的古典派醫師來得精準。而現代派擁護者則認為古典派太難學，甚至宣稱有些德國的機器已經做得相當精密了。

★ 療法5：花精療法

花精療法也是自然醫學療法之一，但是屬於很偏能量的療法與理論。實際上，絕大部分的自然醫學療法都是非常科學、而且能在物質面解釋清楚，大家千萬不要誤會自然醫學都很玄。

花精療法在自然醫學裡面，也算是很另類的，透過花精的能量去影響身體，改變情緒狀態或精神心靈層次。

我以前看診時，曾替某些中小企業老闆進行同類療法加花精療法的治療，效果不錯。他們工作非常忙碌，每天總是有一、二十件事情需要處理，大多數的人都心浮氣躁，沒辦法專心處理任何一件事。我針對他們的個性和體質去調整，經過治療之後，雖然事情還是一樣多，又瑣碎，但他們已經可以靜下心來，按部就班一件一件地處理。雖然還是沒辦法處理完所有的公事，但比起之前效率已經提高很多。

另外，有些異鄉學子會出現「Homesick」的症狀，總是消沉、想家，甚至躲在棉被裡偷偷流眼淚。經過花精療法和同類療法之後，便能把注意

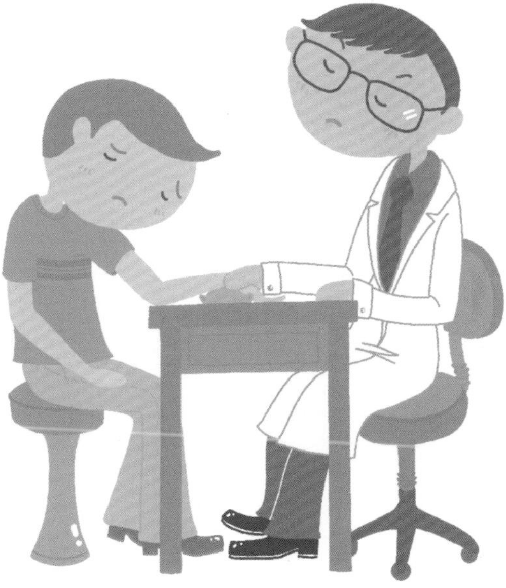

力放在眼前的學業、新環境和朋友，讓她們可以不用一直回顧過去，而把心思放在當下和未來，開始喜歡新環境中新奇的事物。這些是同類療法和花精療法的微妙之處，它們會進入到一般藥物、心理治療都到不了的層次。

身心靈合一的自然醫學

自然醫學講求的是身、心、靈的問題一起處理。「身」的問題包括食物、營養、藥物、開刀、針灸、水療等治療方式可以處理的範圍；「心」指心理的問題，如情緒不好、心靈受創、壓力、人際關係產生的煩惱等，有時候需要心理治療師輔導、諮詢，或透過認知療法，釐清問題的根源，找出頭緒以便化解；「靈」比較抽象，每個人的靈魂是否安穩、快樂都不同，自然醫學有好幾種療法可以進到心靈層次，同類療法與花精療法就是其中的兩種。

在美國做古典同類療法的治療和諮詢時，必須要花很多時間去了解求診者的心靈狀態，透過聊天，初診至少一小時，複診至少半小時，我認識有些醫師甚至會花到雙倍時間。

透過專業具體導引、蒐集到需要的資訊以後，給予試探性的療法，觀察對方的反應，不對的話再做修正，幾次之後找到對的方法，心靈狀態的問題就能慢慢解決。通常心靈上的問題處理好之後，生理上的問題同時也會跟著解決。

心理上的創傷常會引起生理問題，如目睹滅門血案的孩童突然不能言語，或是有些人因為某些因素突然不能走路，但透過儀器檢查，卻發現關節和肌肉一切都很正常。

其實，很多人生理上的轉變，常是心理因素所引起的，如壓力大或憂鬱導致體質變酸，運用同類療法或花精療法打開心靈的開關後，生理狀態會自動獲得調整。

但是話又說回來，這類的能量療法非常抽象，科學很難解釋，施治者的醫術好壞，求診者很難客觀求證，甚至也容易有魚目混珠的情形，這是比較有爭議性的地方。

★ 療法6：針灸

針灸除了可疏通人體經絡中瘀結的氣，其實也有啟動心靈層面的作用。我在美國看診時，替一個二十一歲的年輕女性進行針灸，四十分鐘以後在拔針時，她說她二十一年來，「第一次覺得自己在身體裡面（This is my first time I am in my body. I always felt I was around my body.）」。由於她患有躁鬱症，一般人可能很難理解她這種屬於精神疾病者的個人表述，可是只花了四十分鐘針灸，就讓她覺得很平衡、很舒服。不論是從中醫的經絡觀點去解釋，或是從西醫神經系統影響大腦構造的角度來看，針灸的確會影響到人體深層的神經或經絡的平衡。

遠端取穴與局部取穴

人體內有很多點容易累積廢物，在西方醫學中有所謂的反射點，而中醫稱之為穴位。舉例而言，胃痛、胃潰瘍或消化不良會反映在足三里穴，這裡會特別酸痛，中醫透過針刺、熱灸、指壓、按摩等方式，在這點上施以治療作用，稱為「遠端取穴」。

即使指壓、按摩的治療效果不如針、灸，但多少還是會產生紓緩的效果。在胃的附近有很多穴道，如上脘穴、中脘穴、下脘穴，旁邊還有中極穴、關元穴等與消化道相關的穴道，如果在這些穴位上針灸，即是所謂「局部取穴」。

同樣都是消化道的問題，卻有遠端與局部穴道之分，其他疾病也都一樣，遠端與局部二者都可以進行治療，至於何者比較有效，我個人認為遠端取穴的效果甚至更好。

效果良好的穴位療法！

中醫理論中的「頭痛要醫腳，腳痛要醫頭」即是遠端取穴，頭痛可在腳背上的太衝穴下針，腳痛可以扎頭頂的穴位。局部當然也有穴位，可是

◎人體正面穴位圖

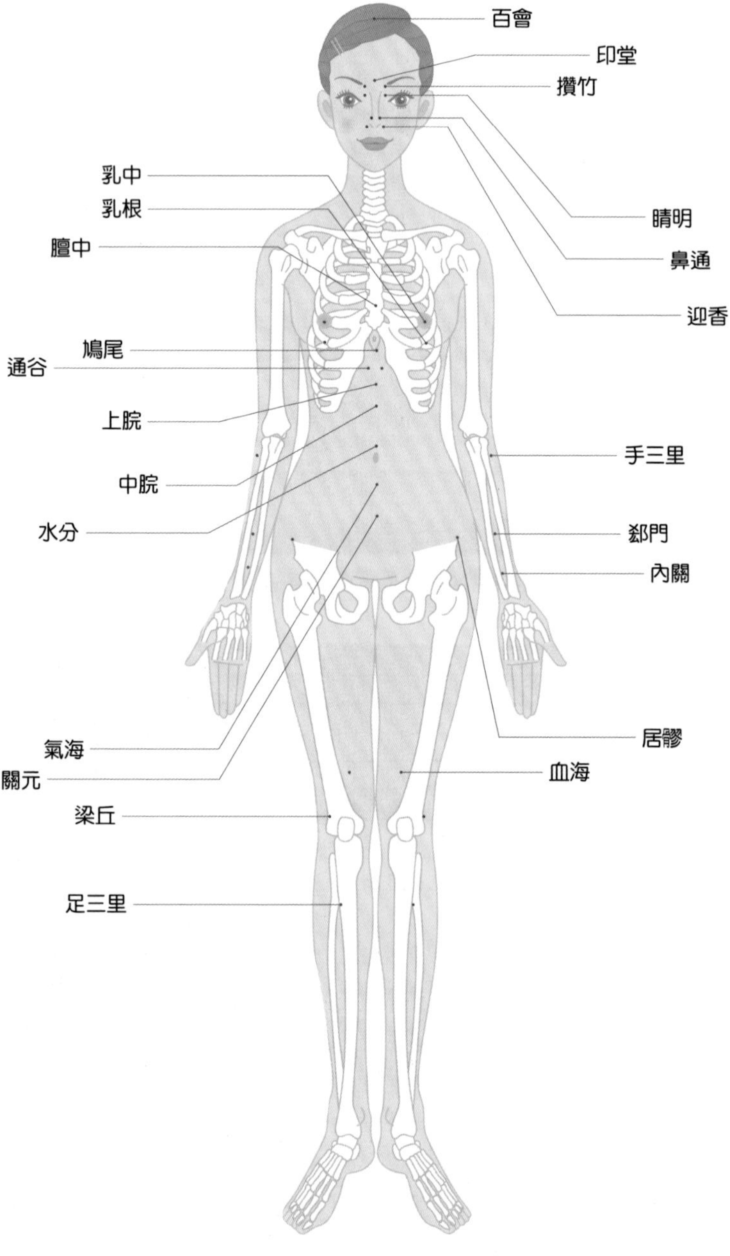

針刺局部的療效不一定比遠端取穴好。身體就是如此奧妙，反射點有點像氣象台，也像遠端的治療點。

再舉例來說，許多與女性相關的疾病，會反映在三陰交穴。在台灣，大概十之八九的女性一按三陰交穴就會很酸很痛，表示多半有婦科方面的問題。從臨床統計上也可以看出，六十%以上女性上班族的子宮或卵巢有異常或是巧克力囊腫。

所以說反射點像氣象台，當身體深層有問題，體表就會透露出訊息。我們在體表進行治療如按摩、指壓、針灸、遠紅外線照射都有效果。

穴位的解剖構造比較特殊，屬於「三不管地帶」，在那一帶，沒有什麼重要的器官或組織，而是微血管、神經的末梢居多，導電性較高。這種構造顧名思義，血液循環較差，比較容易堵塞廢物，局部容易酸化。所以，身體若有問題，穴位會酸痛的原因可能在此。如果用針灸或指壓的方法，就可以促進廢物排出，使局部構造恢復弱鹼性。

★療法7：拔罐

靠外力方式讓局部血液循環變好的方法，除了上述的方式之外，還可以使用放血與拔罐，效果非常好。

我在美國看診時，有衣索比亞裔的病人來找我看病，主動提出放血、拔罐的需求。後來我查百科全書發現，衣索比亞原來是非洲的文明古國，古代衣索比亞的醫療與中醫很像，所以他們一直都知道身體的某些問題可以透過放血與拔罐獲得改善。

我在美國的診所裡，曾運用放血、拔罐療法，處理過很多酸性體質的問題，而且成效都很不錯，例如改善腰酸背痛，患者原先試過其他方法都無效，我先用遠紅外線燈照他身體瘀酸的部位，待局部發熱發紅，再使用梅花針製造一兩百個肉眼看不見的小洞，接著進行拔罐，疏通局部的瘀血。

為酸性體質者解決淤塞問題！

有一位醫院的洗衣房工人，腰酸背痛已經七年，影響到工作和睡眠，非常難受，看遍任何醫師都毫無進展，包括西醫與脊骨神經科醫師。結果我用放血拔罐為他治療，當下他就感覺輕鬆很多，我接著每週治療兩次，並加天然維他命和胺基酸鈣鎂錠依指示服用，半個月之後就好了一大半，幾個月之後就痊癒了。

像這類酸性體質的酸痛患者，我在美國西雅圖的診所看過很多，我發現他們都有一個共通的特點，那就是體味比較重，這是因為很多體內代謝物無法順利排出體外的緣故。

酸性體質者通常會在淤塞的地方感到不舒服，有些人是全身，有些人則是局部不適。局部淤塞不通者的處理方式，可以先用遠紅外線溫熱，待微血管擴張後打洞，帶出廢物，使新血得以進入，再用真空負壓的方式，將組織裡全部的廢髒物質和瘀血一起吸出，此時拔罐局部會呈現瘀青狀態。

健康的身體組織經過拔罐，只會局部變成紅色，只有在身體組織太酸、老廢的代謝物太多時，拔罐後才會變成瘀青。

療法8：刮痧

刮痧也是用外力迅速改變局部血循的方法。刮痧會使皮下微血管破裂，微血管破裂之後，組織內的廢髒物質就會被疏動，和微血管相接通，吸引白血球過來清理廢物，帶到血液循環系統裡，最後再經由糞便或尿液排出體外。

刮痧效果就像拔罐，但並沒有把髒東西吸出體外，只是刮破微血管與組織，讓白血球去清理。因此，當酸性體質淤塞的症狀比較輕微時，只用刮痧就可以改善；比較嚴重者就需要放血療法。

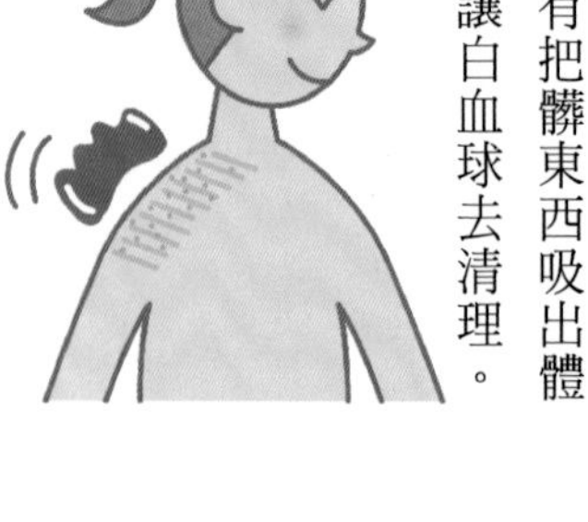

★療法9：中藥

中藥可以輔助調整體質的原理，和補充礦物質不同，反而比較類似補充天然維生素的作用，不直接為身體補充鹼性物質，但可以讓身體在鹼性資源不足的既有條件之下，儘量發揮更好的生理功能。

《本草綱目》曾經提過，讓兩個腳程一樣的年輕人競走，一個人口中含人參片，另一個人不含。結果實驗證明，口含人參片的那一個人，可以多走一倍的路程。這就是中藥在既有條件之下，強化身體功能的最好例子。

中藥對酸性體質者的幫助！

假設一個身體虛弱的人，生理運作屬於比較弱、不順暢的狀態，體內毒素很多，蔬果、水分也攝取不足，身體製造血液或是新陳代謝的速率比較差，體質因此偏酸。如果用中藥材來補氣、補血、補臟器，氣虛的問題就可慢慢緩解，生化反應就慢慢推動，整個酸性體質有可能會慢慢調成鹼性。

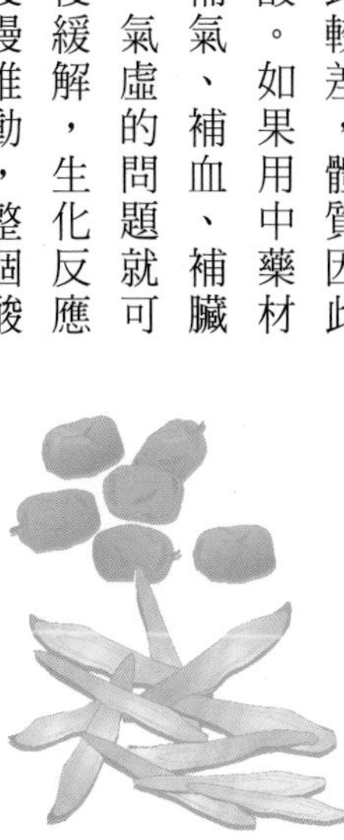

補充中藥和補充營養品雖然有點像，但方向不太相同。營養品是有形的物質、真正建構身體所需的原料，進到體內後，會補足體內物質的不足，讓身體真正達到平衡點；而中藥材裡雖然有些成分也像營養品一樣，含有維生素B群等實際的原料，但有更多成分是屬於激發性的、有藥性的特殊植物成分，可以讓身體在既有的虛弱、困苦狀態中，變得比較順暢。

例如血虛的人，身體造血能力比較差，補充四物湯、八珍湯或拿當歸片泡茶來喝，身體被激發後，血虛就會獲得改善。

改善虛寒

又如冬天身體容易發冷，屬於虛寒型的人，補充黃耆、人參、乾薑、附子、肉桂等溫熱性的藥材，一段時間下來，除了血液循環變好之外，身體的基礎代謝率也會提高，會去燃燒既有的澱粉與脂肪，產生比較多的熱量，所以體質變得比較不怕冷。

再舉例來說，在一切條件都不變的情形下，用治療鼻子過敏的中藥，例如辛夷散、蒼耳散，來治療對花粉過敏的人。即使空氣中仍然存有花粉，但經過中藥輔助，讓身體有能力去調整一些生化反應，例如讓肥大細胞比較穩定，不會分泌過多的抗組織胺，患者就不容易有過敏症狀。

寧心安神

中藥材裡也有一些具有調理精神層面或是有助於安眠功用，例如：酸棗仁、磁石、牡蠣、龍骨、柏子仁、遠志、茯神，都有收澀、鎮定、安神的效果。

滋陰補腦力

同樣是睡眠八小時，晚上十一點到早上七點的八小時和凌晨三點到早上十一點不同。後者睡醒後還是會有勞累的感覺，常會有注意力不集中，臉紅、躁熱、悶熱，手、腳四肢發熱或發冷等症狀，而前者睡醒後通常會比較有精神。

有些人熬夜是不得已，因為比起白天，晚上靈感豐富，能發揮更多的創造力，有利於需要創造性的工作。我在台灣遇過不少美工設計或藝術工作者，都是越到深夜靈感越多。

人體在日、夜間不同時間裡，體內活躍的荷爾蒙很不相同，而且大腦的活躍部位也不同，所以白天比較理性，越到晚上越感性。甚至可以說越到半夜越接近精神病人的狀態。而正如大家所知，精神病人一般都極富想像力，只是超越正常的界線。

如果不得已有熬夜需要，為了趕緊恢復健康，避免酸性體質，隔天可以吃中藥。

熬夜的體質在中醫來說是陰虛躁熱，可以透過中藥裡滋陰的藥材來調理，如百合、玉竹、麥冬、天冬、桑椹，煮成茶飲來喝，可以退火；如果是熬夜趕企畫案，隔天早上要提案，還需要使用大量腦力，可以泡杯花旗參茶來提振精神與達到滋陰的作用。透過中藥材，在既有的環境下，讓身體回到平衡點，避免累積成酸性體質。

CHAPTER 6
運動，幫你「鹼」回一命

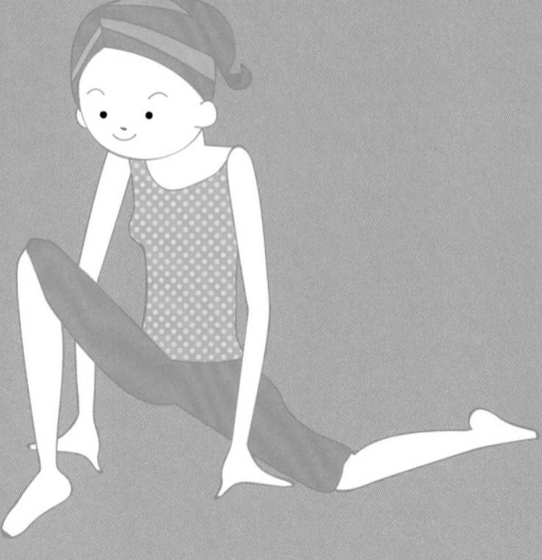

運動，有效擊退酸性體質！

您以為只要運動體質就能變成鹼性嗎？告訴您，要動對了才健康！

★ 努力運動，體質還是酸溜溜？

劇烈運動會使局部產生乳酸堆積，而乳酸的酸鹼值是pH 4，可想而知，這個部位會處於很酸的狀態。

當人體在劇烈運動的時候，身體是無氧呼吸的狀態，燃燒養分製造熱量；平常活動則是用有氧呼吸。有氧呼吸時，體內的生化反應是：葡萄糖進入到細胞中，會分解成丙酮酸（pyruvate），稱為「糖解」過程，接著進入檸檬酸循環，進而產生能量，生成三十六個ATP，如散步、騎腳踏車、慢跑都是在有氧呼吸下進行。

而舉重、跑百米、扛冰箱、急跑追趕公車等可憋氣從事的運動，屬於無氧呼吸。此時身體不需要氧氣的介入也可以燃燒，產生能量，但這種燃燒其實很沒有效率，只能生成二個ATP，是身體用以應急的應變措施，最大的缺點是會產生乳酸，當乳酸大量堆積在肌肉中，就會引起酸痛。

最常見的例子是平常完全不運動的上班族突然心血來潮去爬山，一爬就是四個小時，結果下場通常很慘。隔天一早醒來感覺「鐵腿」，就是因為乳酸囤積在小腿，很不舒服。這種酸性物質囤積在組織液中，其實是非常不健康，應該儘快將其代謝掉，一旦酸性物質代謝掉，就可以恢復清爽舒適的狀態。一般來說「鐵腿」，二到三天就能好，改善的方法包括冰敷可以鎮痛，熱敷則能促進血液循環、加速排出乳酸。

乳酸的觀念，其實也適用在許多我們身體新陳代謝所產生出來的廢物，很多人會莫名其妙的肌肉酸痛，或是體味很重、口臭，這是體內廢物太多的現象。此時洗個熱水澡或泡三溫暖等，加速排掉這些廢物，就能感覺清爽許多。

★ 哪些運動能有效改善酸性體質？

首先記住避免劇烈運動，才能減少乳酸堆積的原則；接著來看看改善酸性體質可以進行哪些運動。

身心運動

運動分很多種，例如身心運動、有氧運動、無氧運動。

身心運動（mind-body exercise）是屬於柔和、緩慢的。進行時，意念融合在運動裡面，人體的自主神經系統（包括交感神經和副交感神經）會因此變得非常穩定，處在和諧狀態。

身心運動也可以透過拉扯肢體肌肉，達到按摩淋巴的效果，而心臟循環和血液功能也會順便得到強化。

整體而言，身心運動會產生中醫說的「補氣」作用。我個人的體會是，身體虛弱、大病初癒時，晨起做身心運動十五分鐘，相當於喝一碗人參湯的效果。

常見的身心運動有瑜伽、八段錦、太極拳，此外還有易經筋、五禽戲等中國傳統武術。這些不只是一種身心運動，還具有淋巴按摩的效果，好比「雙手托天離三焦」的招式，當我們身體在動的時候，全身的淋巴管都受到拉扯，使得運行其中的體液可加速暢通，讓新陳代謝的過程更順利。淋巴液是很容易堆積酸性物質的地方，如果經常疏通，體質就容易保持鹼性。

在第17頁，我們提過，人體酸鹼質最穩定的體液是血液，恆定在pH 7.35至7.45之間，最不穩定的體

液則是組織液。上帝在設計人體的時候，留了這麼一個微血管壁到細胞膜之間的空間（學術名稱叫做組織間質，matrix），充滿組織液，當作一個緩衝的地區，可以收容許多體內一時代謝不了的酸性廢物。

組織液會慢慢匯集，進入淋巴管，這時就改名叫做淋巴液，其實成分是相通的。不管是組織液也好，淋巴液也好，雖然它的酸鹼包容度很大，但是我們還是儘量讓它們乾淨清爽一點比較好，不要堆積太多廢物，以免影響身體運作。

就像你去大型購物中心，一間間的店面好比是細胞，走道與大廳是淋巴管與間質，而購物中心外面的大馬路是血管，大馬路上的車子是不能開進購物中心走廊的。顧客和店員就像是細胞、組織液裡面的流動物質。走道上不要堆滿貨物或垃圾（酸性老舊廢物），才能保持通暢，讓每個客戶能去想去的店面購物。

假設走道堆滿雜物和垃圾，動輒堵塞不通，購物人潮窒礙難行，無法貨暢其流，整個購物中心就很難順利營運。所以，組織液和淋巴液裡面，要保持暢通，不要堆積酸性物質，這樣就可以保持弱鹼性，讓身體運作正常！

有氧呼吸的運動

在有氧呼吸下進行的運動，新鮮氧氣能進入體內，提供肌肉使用，不會造成多餘乳酸堆積，又能使全身肌肉收縮、促進心血管循環功能，加快身體排放廢物的速度，還可以鍛鍊耐力。

例如游泳、爬山、慢跑、散步、騎單車、有氧體操、水中有氧體操等，都能讓人發汗，而體內廢物便藉由汗液排出體外。

值得注意的是，進行有氧呼吸運動時，全身血液循環、心跳會比平常更快，容易流汗和口渴，要記得補充水分。

也請記得從事有氧運動一定要循序漸進，不可突然劇烈或超時運動，否則非但不是健身，反而是傷身。

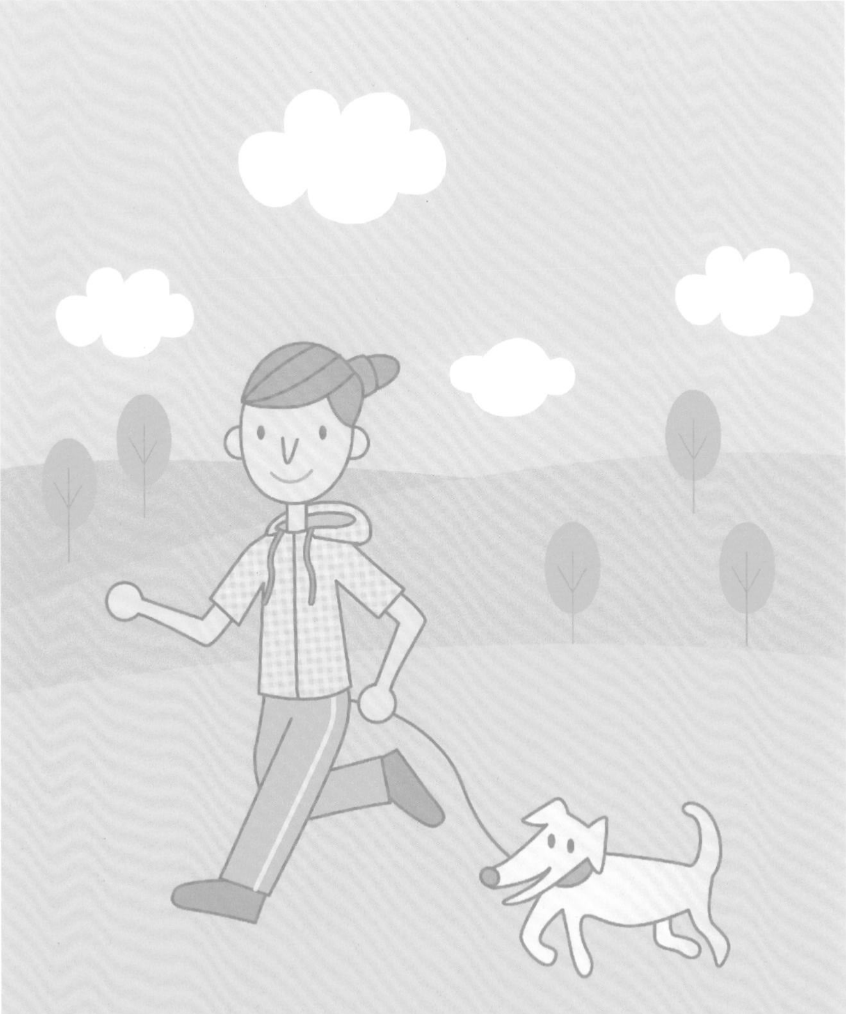

運動完後該不該洗澡？

運動完後會排汗，尤其是酸性體質或體內老廢物多的人，運動時排出的汗液中，不但有臭味，更有許多老舊代謝物或毒素在裡面，此時必須趁機把汗液趕緊沖洗掉，換上乾淨的衣服，才不枉費辛苦地流汗排毒。

如果在戶外不方便沖澡，至少也要帶一條毛巾，沾濕後全身擦拭。常常這樣做，就可以把身體調得越來越清爽。

能有效改善酸性體質的運動！

下列介紹一些超容易實行的運動，天天做，能快速幫助您的體質調整成鹼性喔！

★ 走路

◎ **時間**：一天走半小時，習慣以後可以加快走路速度。

◎ **功效**：正確走路是一種很好的運動方式，可促進血液循環，加速新陳代謝，還有助於美化體態，而錯誤的走法反而有害身體。走路時，應該多留心走路姿勢是否正確。

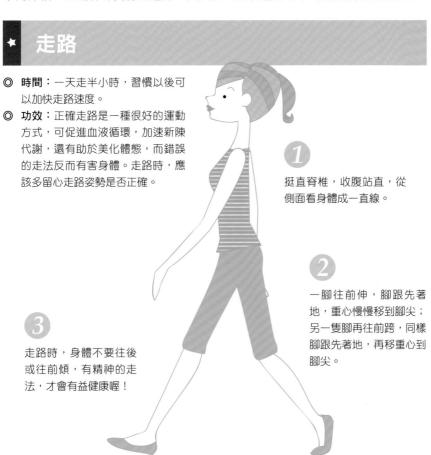

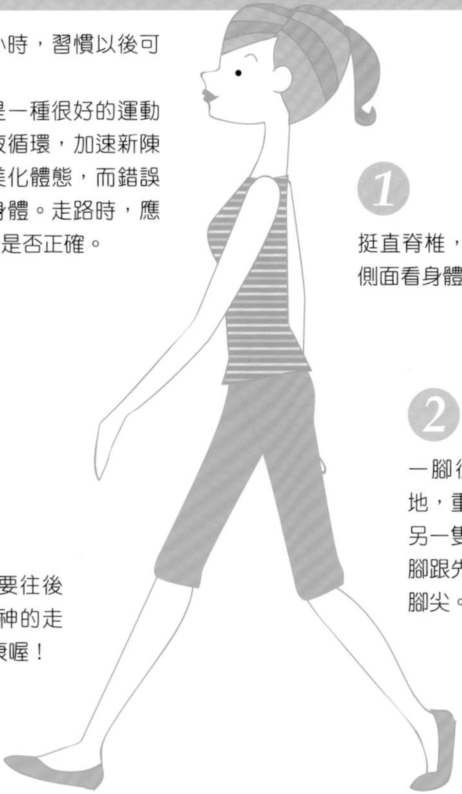
1
挺直脊椎，收腹站直，從側面看身體成一直線。
2
一腳往前伸，腳跟先著地，重心慢慢移到腳尖；另一隻腳再往前跨，同樣腳跟先著地，再移重心到腳尖。
3
走路時，身體不要往後或往前傾，有精神的走法，才會有益健康喔！

◎ **錯誤走法**：駝背、凸肚、拖著腳步、腳底貼地式的走法。

◎ **注意事項**：運動宜採取循序漸進，不能一下就太劇烈。開始時每天走半小時，待習慣後加快速度走半小時，然後變成慢跑半小時、一小時，再利用假日爬山一小時，當身體適應之後，爬山可延長成二小時。總之，運動以有氧運動為佳，但即便是年輕人，也儘量選擇運動時心跳不會超過150下的運動，運動前要暖身，以減少乳酸堆積。

★ 拉筋運動

◎ **時間**：2至3分鐘。

◎ **功效**：因為現代人多半整天坐著，身體和大腿維持在90度，坐久了其實髖關節、小腿、大腿後、腰大肌及脖子、肩膀肌肉都會很酸，常做拉筋運動，可避免腰酸背痛與姿勢不良。在正式進行氣功、八段錦、瑜伽等運動前，也應先做拉筋運動。

1

站直，一腳往前呈弓步，後腳跟平貼地面，後腳打直，重點要紓緩小腿肌肉後面的腓腸肌（Gastrocnemius）和大腿後面的屈膝肌（Hamstrings）。接著伸展另一側。

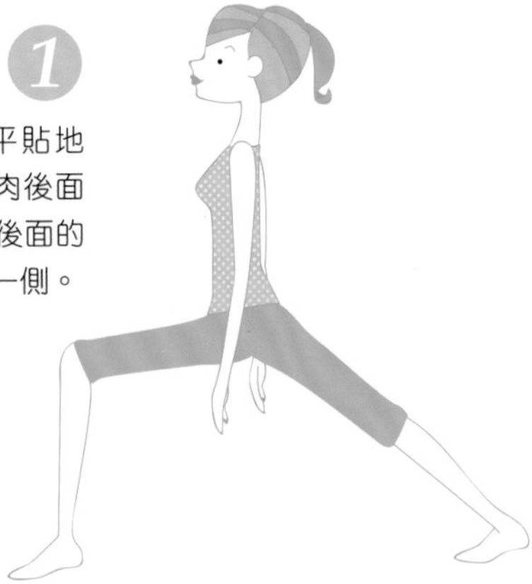

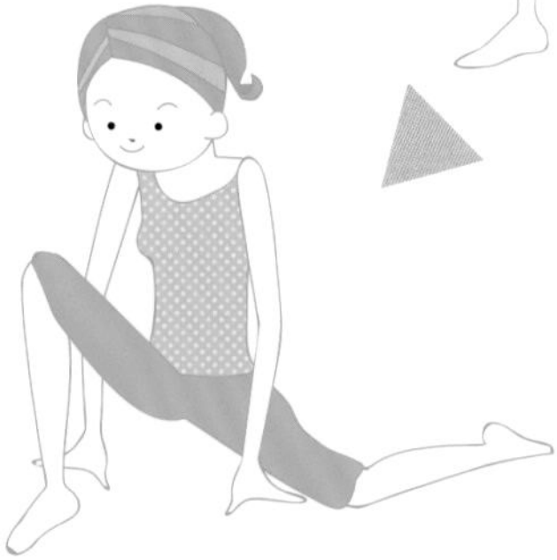

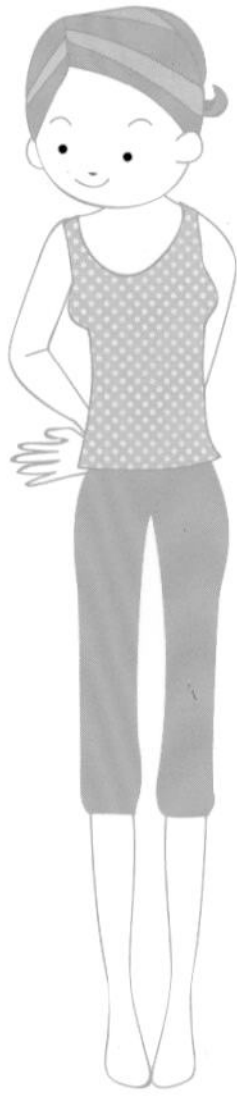

2

站直，一腳往前彎膝，後腳膝蓋著地，雙手放在地上，臀部儘量下壓，讓腰大肌(Psoas)獲得舒展。接著伸展另一側。

3

站直，雙手自然下垂，面向正前方，頭慢慢歪向右側，右手到背後拉左手，舒展左肩的斜方肌(Trapezius)，持續15秒後，頭回正，換另一側進行。

★ 八段錦

◎什麼是八段錦？

八段錦不是拳術，而是華人保健養生的一套健身功法，相傳為岳飛所創。經過八百多年的演變，目前流傳不同的派別，這裡所示範的是最簡單的一種，易學易練，適合沒有任何基礎的人。對於體弱多病者，只要每天晨起好好練習二十分鐘，百日築基，三個月後一定會感受到身體有明顯變化。

八段錦

【第一段錦】雙手托天理三焦
【第二段錦】左右開弓似射鵰
【第三段錦】調理脾胃單手舉
【第四段錦】五勞七傷往後瞧
【第五段錦】搖頭擺尾去心火
【第六段錦】背後七顛百病消
【第七段錦】攢拳怒目增氣力
【第八段錦】兩手攀足固腎腰

◎注意事項：

1. 從事此項身心運動時，必須選擇清靜的場所，儘量避免強風烈日。
2. 衣著儘量寬鬆，身體輕鬆自在，不可於飽足與飢渴時練習。
3. 運動過程中，拋開一切雜念，動作與呼吸配合，清心專一，切忌談笑。
4. 動作宜緩慢、柔和，尤其上半身不可僵硬，要輕如浮雲。
5. 馬步必須紮實，不可搖搖晃晃。
6. 久練必可達到「上虛下實」的境界。惟身體極為虛弱者，必須量力而為，可先練習前三段，待體力進步後再逐一增加。

【第一段錦】

雙手托天理三焦

◎ **預備姿勢：**自然站立。（雙腳分開與肩同寬）

◎ **功效：**配合呼吸，雙手托天，讓脊柱獲得伸展，改善駝背、彎腰等姿勢，按摩淋巴，促進臟腑新陳代謝。

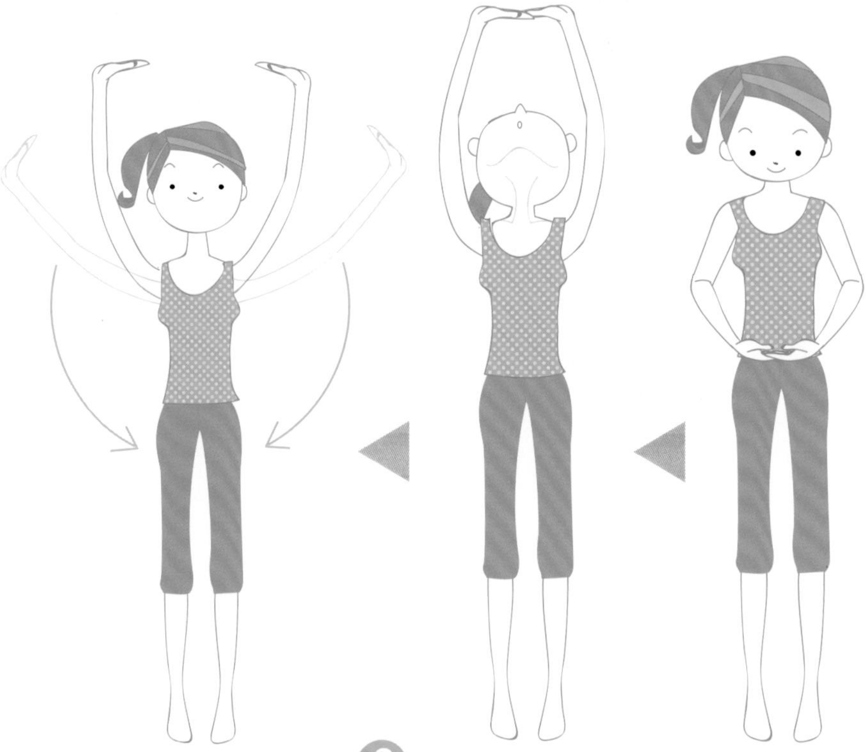

1

雙手交叉於小腹前，十指交叉，掌心向上。

2

雙手上提、平舉至胸前，雙手順勢翻轉，掌心往下，繼續往外。慢慢往上提到額頭的高度時，掌心向上，最後高舉於頭頂，腳跟離地，成托天狀，感覺上就像一股力量將身體往上拉引。

3

托天動作停頓五秒鐘之後，雙手分開，分別自左右兩側向下畫弧，緩緩放下成預備姿勢。

【第二段錦】

左右開弓似射鵰

◎ **預備姿勢：**騎馬勢，雙手交叉於小腹前。

◎ **功效：**擴胸、蹲馬步，可活絡肩背及鍛鍊腰、腳，強化心肺。

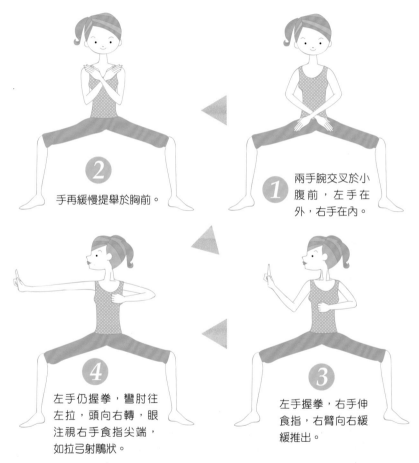

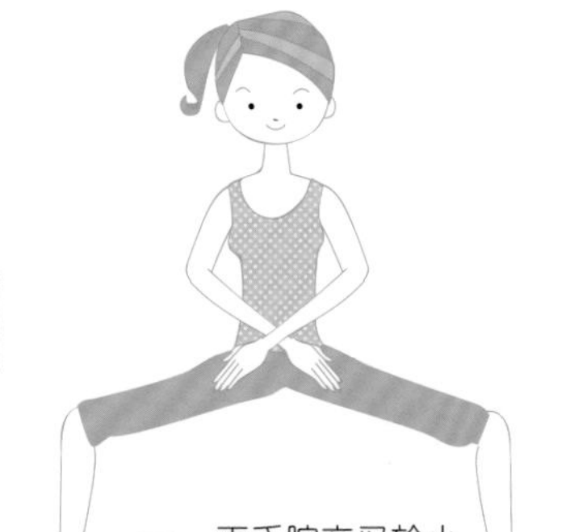

1 兩手腕交叉於小腹前，左手在外，右手在內。

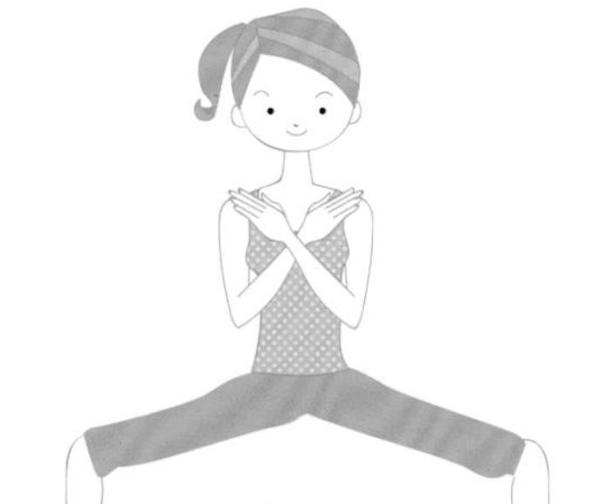

2 手再緩慢提舉於胸前。

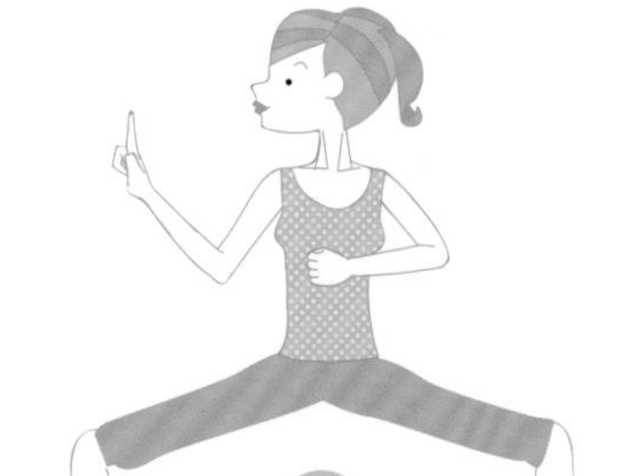

3 左手握拳，右手伸食指，右臂向右緩緩推出。

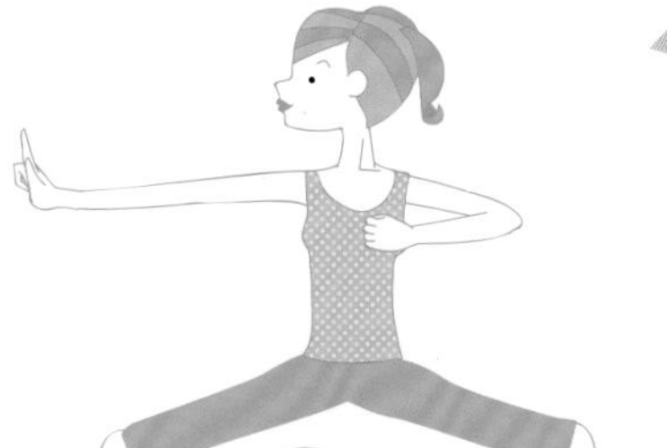

4 左手仍握拳，彎肘往左拉，頭向右轉，眼注視右手食指尖端，如拉弓射鵰狀。

5 兩手放下，交叉於小腹前，右手在外，左手在內，還原成預備姿勢。

6 左手伸食指，左臂向左緩緩推出；右手仍握拳，彎肘往右拉，頭向左轉，眼注視左手食指尖端，如拉弓射鵰狀。停5秒鐘。

7 還原成預備勢，雙手自然下垂。

【第三段錦】

調理脾胃單手舉

◎ **預備姿勢**：自然站立，膝蓋微彎。（雙腳分開與肩同寬）

◎ **功效**：左右輪流單舉手臂的伸展側邊動作，可以幫助活絡經絡、強化消化系統。

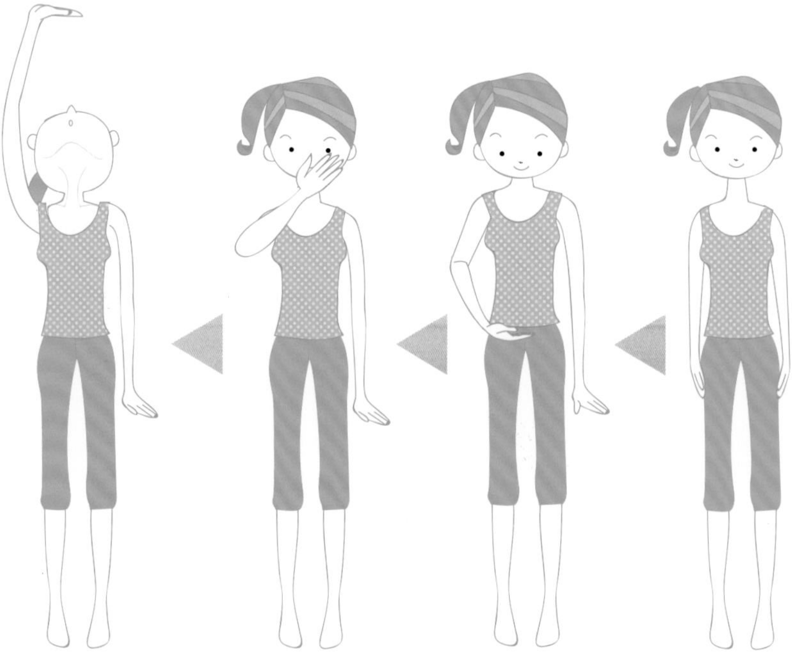

預備姿勢

1 左手掌向下，按住不動。右手掌向上，從小腹前緩緩上提。右手上提直到胸前，開始向內翻轉。

2 右手掌在臉的高度，開始翻轉向下。

3 右手掌繼而向外向上，最後高舉於頭頂，左手掌依舊向下按耐不動，如此兩手形成頂天立地狀。停5秒鐘。接著右臂向右劃弧，緩慢放下，回到預備勢。更換左右手動作進行。

【第四段錦】

五勞七傷往後瞧

◎ **預備姿勢**：自然站立，膝蓋微彎。（雙腳分開與肩同寬）
◎ **功效**：轉體動作，疏通脊柱及附近的肌肉群。

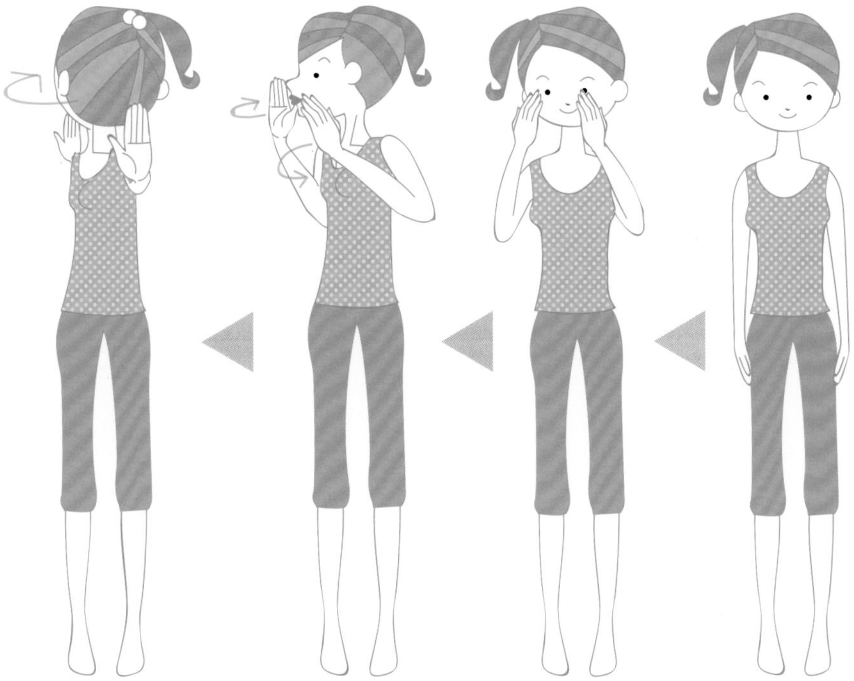

預備姿勢

1 雙手緩緩上提，到臉的高度，成洗臉狀。

2 開始轉身向右，頭也儘量往後看。

3 此時洗臉狀的雙手開始分開，右手向後，左手向前，緩緩撐開。停5秒鐘。

4 雙手緩緩放下，身體與頭轉回向前，還原成預備姿勢。重複上述動作，換邊進行。

【第五段錦】

搖頭擺尾去心火

◎ **預備姿勢**：騎馬勢，雙手虎口向內張開撐於兩膝上。

◎ **功效**：藉由轉動骨盆腔，刺激副交感神經系統，調節自主神經，改善腸胃功能及心悸症狀。

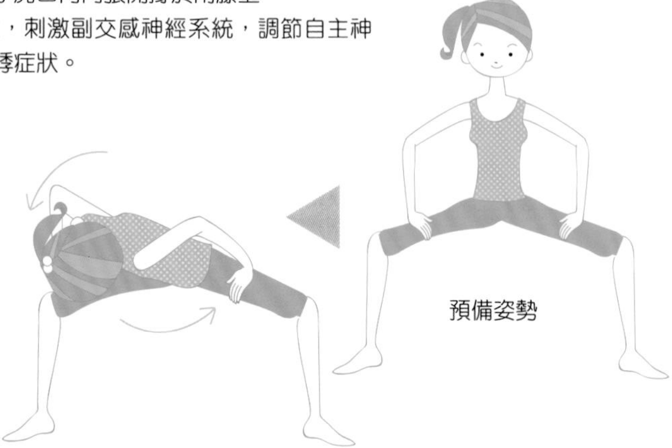

預備姿勢

1. 做右弓箭步，重心移至右腳，上半身往前彎，由上往下往右、再由右往左往上，順時針轉動上半身，重心由中間移至右腳，再由右腳移至左腳，最後移回中心，身體回正。

2. 還原成預備姿勢，換邊進行動作。

【第六段錦】

背後七顛百病消

◎ **預備姿勢**：立正姿勢，膝蓋微彎，不可鎖死。

◎ **功效**：藉由重力刺激足跟，強化頸椎、腰椎、薦椎功能，以及調節自律神經。

◎ **注意事項**：這個動作可調整腦脊髓液，但注意膝蓋一定要微微彎曲，否則膝蓋鎖死，腳跟的震動力往上傳遞，恐會損傷脊椎神經。

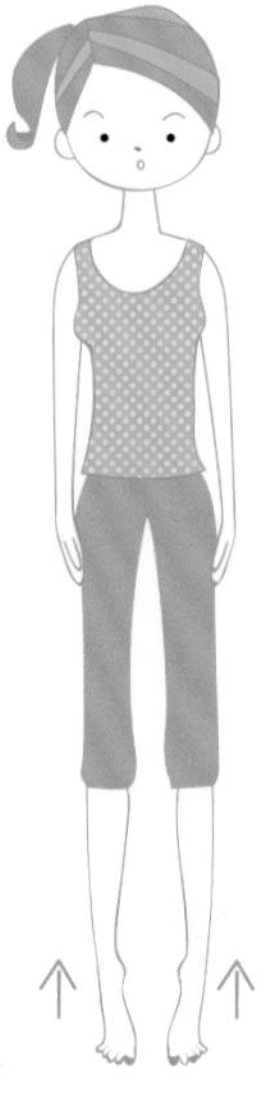

1. 雙手自然下垂，腳跟慢慢提起，再突然落下著地，如此為「一顛」。身體儘量放鬆，做完七顛為一循環。

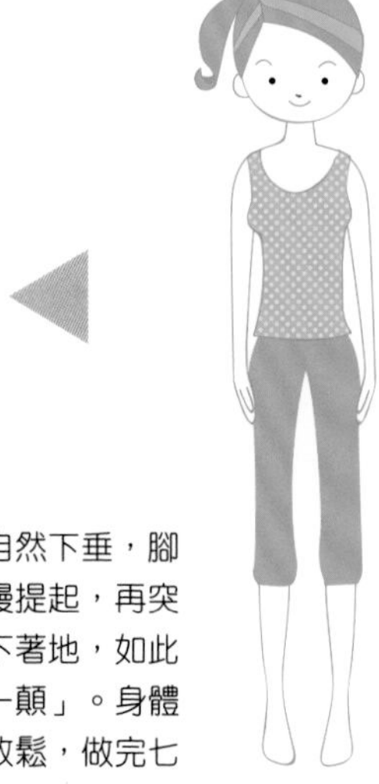

預備姿勢

【第七段錦】

攢拳怒目增氣力

◎ **預備姿勢**：騎馬勢，兩手握拳放於腰側。

◎ **功效**：中醫學裡，肝主目，怒目、睜大眼睛，有助於疏通經絡，疏解肝鬱及淤積的氣血。

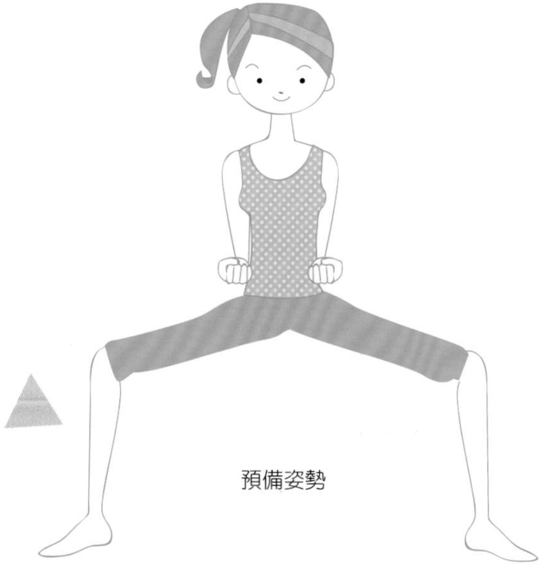

預備姿勢

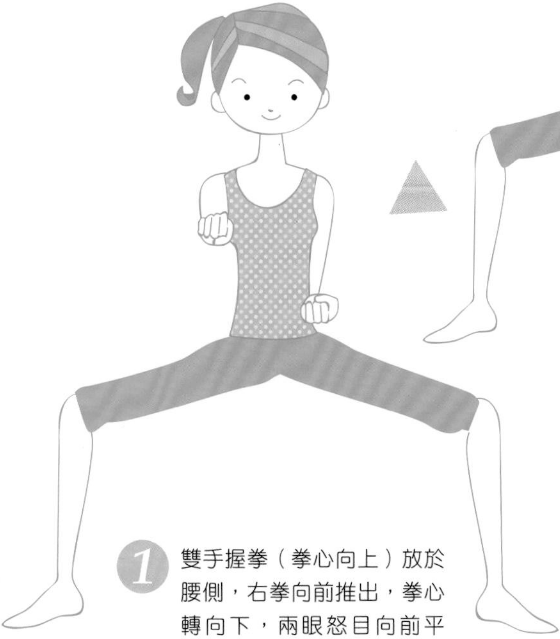

1 雙手握拳（拳心向上）放於腰側，右拳向前推出，拳心轉向下，兩眼怒目向前平視，然後右拳微向後拉，換左手出拳，右拳收回放於腰側。如此左右重複8次。

2 還原成預備姿勢。

【第八段錦】

兩手攀足固腎腰

◎ **預備姿勢**：自然站立，膝蓋微彎。

◎ **功效**：疏通經絡，強化腰肌，鍛練腰、背和腎臟功能。

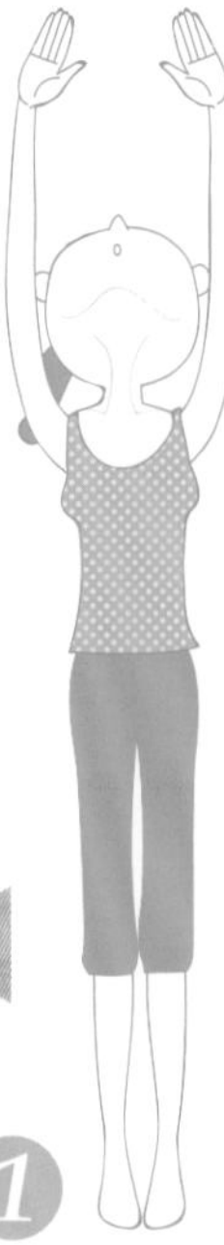

1 兩臂側上舉，舉至頭頂時，掌心向前。

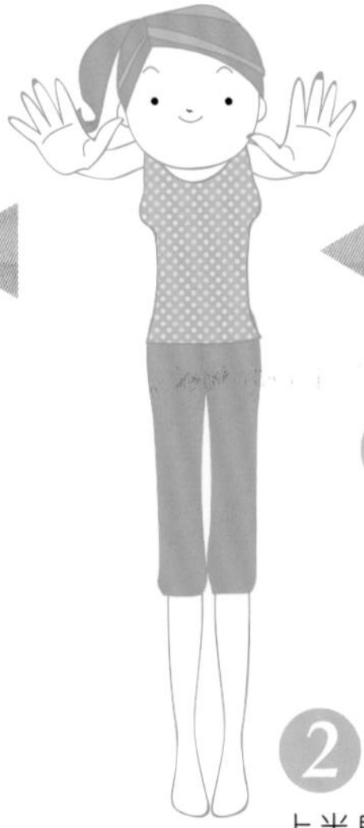

2 上半身與上臂向前傾，呈欲膜拜狀。

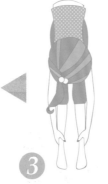

3 上半身前曲，儘量彎腰，兩手握住腳踝。停頓5秒鐘。

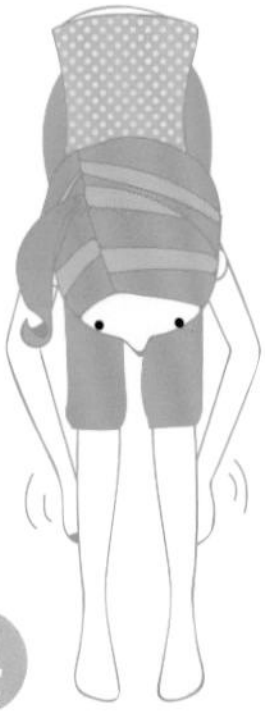

4 兩手握拳，以手背敲擊小腿，攀沿而上。

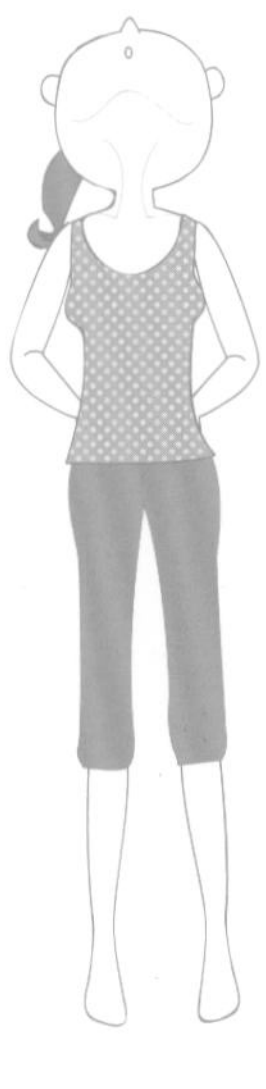

5 在屁股後上方的梨狀肌處，可多敲幾下，因為大多數人此處肌肉容易緊繃。敲至腰部時，身體順勢後仰。雙手拖住後腰，停頓5秒鐘。

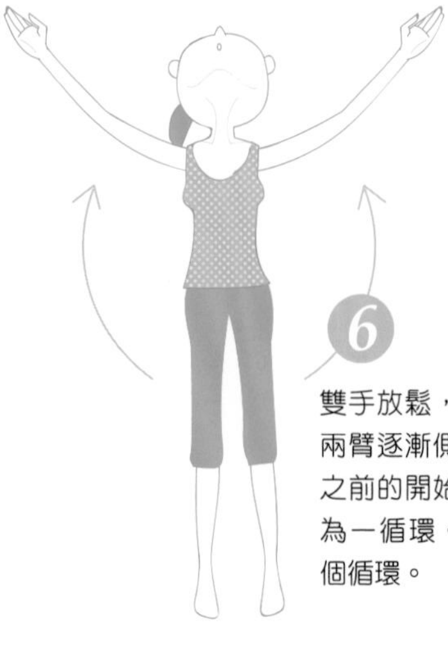

6 雙手放鬆，離開腰部，兩臂逐漸側上舉，回復之前的開始動作，如此為一循環。可連續做8個循環。

【附錄】

附錄1—「鹼性健康人」～陳博士的一日作息表

附錄2—化學酸鹼理論

附錄3—唾液與體質的親密關係

附錄4—變成鹼性體質的超簡單食譜！

「鹼性健康人」陳博士的一日作息表

我奉行鹼性體質生活原則，與您分享我一天的「鹼」單生活！

時段	作息內容	重點
7：00 ｜ 9：00	・早上自然醒，醒來時不要馬上跳下床，先張開雙眼，看看天花板、窗外的遠山和天空，聽聽鳥叫，想想今天要做的事，讓自己慢慢甦醒，5分鐘後，伸個懶腰再起床，讓身體慢慢自然適應。 ・起床後，拉筋2分鐘，打太極拳或八段錦10分鐘。 ・刷牙、洗臉，到陽台看看親手種的菜，澆澆水。 ・按酸鹼食物比例吃早餐，吃八分飽～九分飽，飯後喝一小杯牛蒡醋或四物醋。 ・飯後半小時內吃顆綜合維生素。 ・用PET寶特瓶或玻璃瓶，裝好一天要喝的2000c.c.潔淨水。	→自然醒，別突然跳起床或一直賴床。 →假日到戶外走半小時。 →促進胃酸分泌、幫助消化。 →早上對澱粉的消化利用最好，是一天中最有資格吃飽的時段。 →逆滲透水或純水會加還原棒。
9：00 ｜ 19：00	・出門上班，儘量避開汽車與工廠廢氣。 ・餐與餐空腹時喝杯新鮮蔬果汁。（感覺有酸性體質症狀時，會增加蔬果汁的攝取量，增至每餐飯，每天2～3杯，每杯300～500c.c.。） ・中午吃自己帶的便當，一樣照酸鹼食物比例，用大同電鍋蒸5分鐘，維持愉快心情用餐。 ・餐後吃水果。 ・以前有午睡習慣，到美國上班入境隨俗後，就也不午睡	→避免污染源被吸入肺臟進入血液中，干擾正常生理運作，導致酸性體質。 →長期如此可調成鹼性體質。 →上層有蔬菜。 →如果經常外食，會加顆綜合維生素。 →習慣午睡者應傾聽身體的聲音，可睡半小時，以躺平為佳，趴著會影響腸道蠕動。
19：00 ｜ 23：00	・照酸鹼食物比例吃晚餐，晚餐應吃得少。飯後喝一小杯牛蒡醋或四物醋。 ・酸性體質較嚴重時，會做體質水療。一般人在家可以進行家庭三溫暖。 ・睡前和另一半輪流為彼此的足三里、三陰交、內關、合谷等穴道指壓按摩，或進行腳趾間的按摩。 ・晚上11點入睡，半夜口渴可喝水。 ・晚上開窗睡覺，冬天小開，夏天大開，窗戶離床頭要遠，避免頭部受寒。	→生活較忙時，晚餐或睡前會補充綜合礦物質或胺基酸鈣鎂錠、鋅片。 →加速血液循環，快速排毒。 →消除疲累。 →床頭勿放電器，鬧鐘選靜音或數字型的。 →新鮮空氣可讓體內新陳代謝更好，醒後較有體力。

酸鹼知識補給站❶
化學酸鹼理論

此處為化學上的酸鹼理論，也是營養上酸鹼的基礎理論，
想向下扎根的讀者不妨往下讀！

酸鹼的三種定義

1.酸鹼電離理論（又稱阿瑞尼士酸鹼學說）

這是最先被提出來的完整酸鹼學說。這個學說最容易了解，也最廣泛被使用。1887年，阿瑞尼士（Arrhenius）首先將酸、鹼加以定義。他認為：「酸是在溶液中，產生氫離子的物質；鹼是在溶液中，產生氫氧根離子的物質。」

例如：

酸： 鹽酸 $HCl_{(aq)} \rightarrow H^{+}_{(aq)} + Cl^{-}_{(aq)}$

醋酸 $CH_3COOH_{(aq)} \rightarrow H^{+}_{(aq)} + CH_3COO^{-}_{(aq)}$

鹼： 氫氧化納 $NaOH_{(aq)} \rightarrow Na^{+}_{(aq)} + OH^{-}_{(aq)}$

氨 $NH_{3(aq)} + H_2O_{(l)} \rightarrow NH_4^{+}{}_{(aq)} + OH^{-}_{(aq)}$

氫離子（H^+）是代表酸的性質，氫氧離子（OH^-）是代表鹼的性質。

由酸與鹼反應產生鹽與水的過程，稱為中和反應。

例如：$2HCl_{(aq)} + Ca(OH)_{2(aq)} \rightarrow CaCl_{2(aq)} + H_2O_{(l)}$。

2.酸鹼質子理論（又稱布忍司特─羅瑞酸鹼學說）

上一個學說所解釋的酸是要溶解在水中，如果有些物質不溶於水，那麼要如何定義它是酸或鹼呢？

1923年布忍司特（J.Bronsted）與羅瑞（T.Lowry）分別提出相同酸鹼的定義。他們認為：「酸可以提供質子（也就是帶正電的氫離子H^+），鹼可以接收質子。」

酸鹼質子理論的定義比阿瑞尼士的要廣泛，因為這個定義包括了不能在水中溶解的物質。另外，這個定義裡沒有絕對的酸或絕對的鹼，亦不存在中性物質。

3.酸鹼電子理論（又稱路易斯酸鹼學說）

如果有些物質既不溶於水，又不含氫或氧，那又要如何定義酸鹼呢？同樣是在1923年，路易斯（Gilbert N. Lewis）提出如下的酸鹼定義：

「酸可以接受一對電子，鹼則可以提供一對電子。」

路易斯酸同時也是親電體（electrophile），路易斯鹼同時也是親核體（nucleophile）。酸鹼電子理論是最廣泛的定義，因為路易斯酸鹼不需要氫或氧的存在。這一套學說，由於是以電子的轉移作為依據，所以和氧化還原學說幾乎相通。

在氧化還原反應當中，被氧化物（還原劑）得電子，被還原物（氧化劑）失電子。所以，把酸鹼學說和氧化還原學說兩套學說串聯起來，我們可得知氧化劑失去電子，使對象接受電子，所以該對象被酸化。

舉例來說，油炸物（例如豬排）在氧化過程中產生了電子（自由基），所以如果一個人把油炸物吃下肚子，該油炸物的電子（自由基）就會移轉到他體內的細胞膜，細胞膜接收了電子，就是被氧化了、也就是被酸化了。所以，結論是「吃油炸物會使身體酸化」，這從酸鹼理論與氧化還原理論這兩個角度來看，都講得通。

此外，Justus von Liebig（1838）、Mikhail Usanovich、Hermann Lux（1939）、Håkon Flood circa （1947）、Ralph Pearson（1963），也都提出了不同的酸鹼理論，但是以上述三種比較被廣泛採用。

pH值的由來

pH值亦稱為酸鹼值，是指溶液中「氫離子濃度」的一種標度，也是一般用來衡量溶液酸鹼度的標準。這個概念是1909年由丹麥生物化學家Sren Peter Lauritz Srensen提出。p代表德語Potenz，意思是力量或濃度，H代表氫離子（H^+）。在攝氏零度與一大氣壓的環境之下，當pH小於7的時候，溶液呈現酸性，當pH大於7的時候，溶液呈現鹼性，當pH等於7的時候，溶液為中性。pH值越低，酸性越強；pH越高，鹼性越強。

食物中常見的酸有哪些？

1. 一般存在於天然食物中的有機酸都是弱酸。例如：抗壞血酸（維生素C）（ascorbic acid）存在於大部分的水果中。

2. 食用醋中含有乙酸（醋酸）（ethanoic acid, acetic acid）。

3. 茶中含有單寧酸（tannic acid）。

4. 葡萄中含有酒石酸（tartaric acid）。

5. 柳橙類含有檸檬酸（citric acid）。

一般常見物質的pH值：

1.生活用品類

物　質	pH值
氫氧化鈉	14.0
鹽酸	1.0
家用氫氧化鈉	13.5
家用漂白水	12.5
家用氨水	11.5
家用肥皂	9.0～10.0
車用蓄電池的硫酸	0.5
純水	7.0

2.飲食類

物　質	pH值
牛奶	6.5
茶	5.5
咖啡	5.0
啤酒	4.5
番茄汁	4.0
柳橙汁	3.5
蘋果汁	3.5
食用醋	2.9
可樂	2.5
檸檬汁	2.4

3.人體類

物　質	pH值
血液	7.35～7.45
健康人的唾液	7.1～7.5
癌症病人的唾液	4.5～5.7
健康人的皮膚	5.5
健康人的胃酸	1.0～2.0

4.自然類

物　質	pH值
海水	7.7～8.3
酸雨	＜5.0

陳博士的聊天室

從上述的表格中，我們可以得知，平常飲用的茶與咖啡都是屬於弱酸性；一般果汁與食用醋是屬於中酸性：可樂、檸檬原汁、胃酸則屬於強酸，而鹽酸與硫酸等強酸則具有強烈的腐蝕性，使用時要小心。健康人的唾液應該呈現弱鹼，但是癌症病人的唾液卻通常呈現酸性，表示體內的酸鹼機制已經失去平衡。健康人的皮膚則呈現弱酸性，具有讓細菌不容易生存的功能，這是一種保護機制。一般的黑醋、白醋、或檸檬原汁，酸性也很強，如果直接飲用，會傷害牙齒的琺瑯質，建議加水稀釋後再飲用。

如何測試物質的酸鹼值？

1.酸鹼指示劑

酸鹼指示劑（Acid-base indicator），是用來測試pH值的化學試劑，共有試紙與溶劑兩種形式。它們本身是弱酸或弱鹼，並含有色素。在滴入溶液時，色素會與H^+氫離子或OH^-氫氧離子結合，轉化成相應的酸式或鹼式，而顯示不同的色澤。實驗室常用的酸鹼指示劑包括酚紅（6.6至8.0）、剛果紅（3.0至5.2）、甲基橙（3.1至4.4）、酚酞（8.2至10.0）、瑞香草酚藍（8.0至9.6）、石蕊（4.5至8.3）、甲基紫（0.0至1.6）、孔雀石綠（0.2至1.8）、百里酚藍（1.2至2.8）、甲基黃（2.9至4.0）、溴酚藍（3.0至4.6）、溴甲酚綠（3.8至5.4）、甲基紅（4.2至6.3）、溴甲酚紫（5.2至6.8）、溴百里酚藍（6.0至7.6）、百里酚酞（9.4至10.6）、茜素黃R（10.1至12.0）。括號內的數值表示該試劑變色的範圍。

2.酸鹼指示器

由於試劑顏色的轉變觀察很受主觀判斷所影響，導致誤差，因此需要量度較準確的pH值時，通常會用「酸鹼指示器」（pH meter）。

生活中常運用的天然酸鹼指示劑

其實，在天然的植物中存在著許多色素，也有酸鹼指示的效果。如藍莓、胡蘿蔔、櫻桃、咖哩粉、飛燕草花瓣、天竺葵花瓣、葡萄、七葉樹的葉子、繡球花、洋蔥、牽牛花花瓣、歐洲櫻草、罌粟花瓣、紫牡丹、紅葉捲心菜、紅蘿蔔、大黃、玫瑰花瓣、草莓、茶、百里香、薑黃、鬱金香花瓣、紫蘿蘭花瓣、紫色高麗菜汁。

自製天然酸鹼指示劑

要測試物質的酸鹼性，一定要買「石蕊試紙」或「酸鹼指示器」嗎？不一定。在這裡，我要教讀者一種在家自製酸鹼指示劑的方法，既有趣又實用喔！紫色高麗菜含有一種天然色素，叫做花青素（anthocyanin）。這種花青素在蘋果皮、李子皮、紅葡萄皮裡面也有。花青素可溶於水，在酸性的水溶液中呈現紅色，在鹼性的水溶液中呈現黃綠色。下頁的表格，更清楚告訴您，花青素在不同的酸鹼值所呈現的不同顏色。

◎花青素在不同酸鹼值的顏色

pH值	2	4	6	8	10	12
顏色	紅色	紫色	藍紫色	藍色	藍綠色	黃綠色

◎自製天然酸鹼指示劑

材料：紫色高麗菜、果汁機、刀子、沸水、紗布、一個大玻璃杯或燒杯、六個小玻璃杯或燒杯。

作法：

1. 用刀子把紫色高麗菜切成粗塊，放入果汁機中，加入沸水，打成高麗菜汁（含渣）。

2. 把殘渣用紗布過濾掉，這個無渣的藍紫色高麗菜汁，就是你自製的酸鹼指示劑，目前它所處的pH值約為7。

3. 把這一大杯的指示劑分別到入小玻璃杯中，即可把想要測試的物質，分別逐一緩慢倒入小杯指示劑當中。從上表當中，你就可以從顏色判別該物質的酸鹼值，就是這麼簡單。你可以拿檸檬原汁、白醋、氨水、小蘇打（碳酸氫鈉）、蘇打（碳酸鈉）等，來測試一下它們酸鹼值為何。

附 錄 3

酸鹼知識補給站❷
唾液與體質的親密關係！

唾液是體質酸鹼最簡單的檢測站，也可以說是把關者，
我們只要密切注意唾液的酸鹼，且加以改善，一定可以變成鹼性健康人！

正常唾液在pH7到pH8之間。一個人在休息狀態，最佳的唾液應該是pH7.2，這是我們每人應該追求的目標，因為現代人大多數的唾液都太酸了，難怪百病叢生。

唾液太酸，健康危機

唾液如果太酸，除了會抑制澱粉酶的活力，導致澱粉不能在口中消化之外，這種酸性唾液，更會傷害牙齒琺瑯質、也會使口腔細菌孳生，這兩種因素，就是造成許多現代小孩滿口蛀牙的重要原因。

我臨床觀察發現，很多大都市小孩，唾液都太酸了，大部分在pH5.8到pH6.6之

間，難怪蛀牙很普遍，也容易生病。所以，唾液的作用除了滋潤、消化之外，還可以殺菌、保護牙齒。

唾液與酸鹼的關係

一個人每天可以分泌1.5公升的唾液，大約平均每分鐘1c.c.左右。但是隨著缺水或飲食等不同生理狀況，唾液的分泌速度，可以從每分鐘0.1到4c.c.不等。例如，全身脫水時，口乾舌燥；正在吃飯時，口水就多。

唾液是如何形成的呢？主要是水分從血液與組織液中，流進「腺細胞」中，再從「腺細胞」，分泌出來，如第28頁的唾腺構造圖。唾液在通過「腺管」時，鉀離子與碳酸根離子會進入，鈉離子與氫離子會回收，唾液的酸鹼質因此會有所調整。聽起來雖然有點複雜，但重要結論是，唾液的分泌速度越快，酸鹼值越接近血液。

唾液酸鹼質千變萬化

因此，唾液的酸鹼值並非一成不變的，它有可能隨時會變化。看到喜愛的食物就口水直流，或是剛吃完一碗飯，口水分泌很多之後，這時它的酸鹼值與平常一小時內未吃未喝，是很不一樣的。這就是為何本書中的唾液檢測，必須要一小時內不准吃喝的緣故。

最佳唾液測試時機：一小時內未進食、喝飲料、未運動

通常飯後或是剛做完運動，唾液會變成正常的弱鹼性。雖然在飯前或運動前，這個人的唾液還是很酸，但吃了飯菜，身體為了消化飯菜中的澱粉，或是食物太乾，身體自然會分泌多一點唾液來滋潤食物，讓吞嚥比較順暢，因此唾液會分泌很多。

◎運動時，唾液變鹼！

運動時身體血液循環加速，帶動體液循環加速，這時從血液進到組織液、從組織液進到唾液的速度跟著加快許多，自然而然地此時唾液的電解質就會比較接近血液，換句話說，就會比較接近血液中的弱鹼性。

在本書一開始有提過，人體的血液是保持在恆定的弱鹼性，但組織液的酸鹼性就起伏很大。雖說如此，我發現很多人在運動後，唾液居然還是酸的，那就很糟糕。

◎進食、喝飲料，唾液變化落差大！

另外，如果剛喝完一些飲料，也會干擾唾液檢測的準確性。例如剛喝完醋，或是剛喝檸檬汁，唾液的pH值也會有戲劇性的變化。

在剛吃這些酸溜溜的食物時，由於醋和檸檬在化學上都是酸的，所以嘴巴裡面的瞬間酸鹼值當是酸的，但是因為吃到酸的食物，唾液馬上大量分泌，所以唾液酸鹼性又會快速提升，在短短兩三分鐘內，不但把醋液或檸檬汁完全沖刷到胃裡，甚至因為口中的唾液大量分泌，而變成非常健康的弱鹼性，說不定此人在喝檸檬汁之前的唾液是酸的，但喝了檸檬汁之後變成弱鹼性。上述的現象，就是本書中的「檸檬挑戰測試」（第57頁）的原理。

◎唾液測試的注意事項！

所以說唾液的酸鹼度是千變萬化的。為了要測量一個人唾液的基本線（Baseline），我建議進行唾液檢測前的一小時內不要進食、喝飲料、運動，否則數據會不準，呈現假象。這裡的飲料包括一切茶、果汁、汽水等。唯一可喝的飲料就是水。

何時測唾液最準確？

一天內不同時段，唾液酸鹼也會有高低起伏。通常在剛起床時最酸，因在睡覺時唾腺分泌很緩慢。醒來後，通常只要五至十分鐘，唾腺分泌會漸漸正常。因此醒後十分鐘一直到睡前，只要一小時內未飲食，整天都能檢測。

由於唾液會受體能狀態與生物時鐘影響，建議每天固定時間檢測，如起床後十分鐘，在刷牙洗臉和吃早餐前。可把高感度石蕊試紙放在浴室，養成習慣，固定時間檢測。不固定時間的話，數據會不夠客觀。

定時檢測唾液，可客觀觀察身體變化。我發現唾液酸鹼值，短期內不會有太戲劇化的轉變，但疲累、情緒很差、不舒服時，唾液會比平時酸，因此時體內的代謝廢物不易排出，使得身體酸化。若睡眠充足、蔬果吃很多、剛運動過後，唾液會變得較鹼性。要用易判讀的高感度石蕊試紙，且把唾液吐在小容器裡用試紙沾測，而不是把試紙伸入嘴巴檢測。判讀速度要快，三秒內就應判讀，太久顏色會不準。

體質是可以調整的！

如果你吃對了食物或營養品、休息足夠、平時運動適當、水分充足……，做對了這些直接與間接調整酸鹼體質的方法，身體就會一天一天從酸性體質轉變成鹼性體質，將其畫成表格之後，你會在每天晨起的唾液酸鹼值看到成長的曲線。

不過，切勿操之過急，體質的改變不是一蹴可幾的。我保守估計，一個酸溜溜的酸性體質，要調成健康的弱鹼性，至少要三個月到半年以上，才能看出效果。因為很可能體內庫存的酸化物質太多了，一定要持之以恆，才能排除殆盡，不要冀望吃了幾天鹼化食物，就要變成百病不侵的鹼性體質！

附錄 4

變成鹼性體質的超簡單食譜！

料理提要：陳博士小叮嚀

1. **烹飪時絕對不加味精。**
2. **蔬菜、水果的選擇**：儘量以無農藥、無化肥的為主，如果能買到真正的有機蔬果更好。因為有機蔬果不但口感較好、香甜青脆，營養素也較豐富，對健康大大有益。食譜中的胡蘿蔔、小黃瓜、高麗菜、芭樂、蘋果，我呼籲儘量不要買化肥養大的，口感真的遜色很多。
3. **使用天然調味料**：調味料的選擇要很小心，儘量考慮用純天然、純釀造的，不要使用化學醋、化學醬油、人工色素，或添加防腐劑的產品。鹽、糖越原始、越粗糙越好，如岩鹽、湖鹽、黑糖、蜂蜜。
4. **如果料理時，一定要加糖，請記得下列原則**：儘量選擇天然的優質代糖，如異麥芽寡糖、果寡糖、赤藻糖醇、木糖醇等，但記得要在它的耐受溫度以下烹調，以免過熱變質。如果只是很少量，可加一點黑糖、紅砂糖、紅冰糖。絕對不可加阿斯巴甜或糖精。本食譜所使用的優質代糖份量是以異麥芽寡糖與赤藻糖醇為準，若使用其他代糖，份量可能需要視其甜度作適度調整。

◎常用天然代糖的耐受溫度

品名	耐受溫度（度C）	熔點（度C）	備註
甜菊 （stevia）	200		台灣尚未開放零售
山梨醇 （sorbital）	166	95	
木糖醇 （xylitol）	156	92～96	
木寡糖 （XOS）	148		養好菌
異麥芽寡糖 （IMO）	122		養好菌、不養壞菌
赤藻糖醇（erythritol）	118	121	
果糖 （fructose）	103	95	攝取過多導致代謝症候群
果寡糖 （FOS）	80		養好菌、養壞菌、不耐煮

蔬果汁

鳳梨芭樂汁

● 材料：去皮鳳梨150克，芭樂150克，水150c.c.，優質代糖1大匙。

● 作法：

1. 鳳梨及芭樂洗淨後切小塊。
2. 將所有材料全放進果汁機中，攪打成汁即可。

◎Dr.Chen小叮嚀：

1. 鳳梨及芭樂富含維生素C，非常適合過敏體質及抵抗力低弱者經常食用。（對鳳梨過敏者不宜使用）
2. 若不使用有機芭樂，可改用一般芭樂，但建議先去皮，以除去可能殘留的農藥。
3. 有機芭樂味道甘甜，原汁就有很棒的風味，若再添加優質代糖，除可提供多一點甜度外，還可養腸道好菌，添加與否視個人而定！

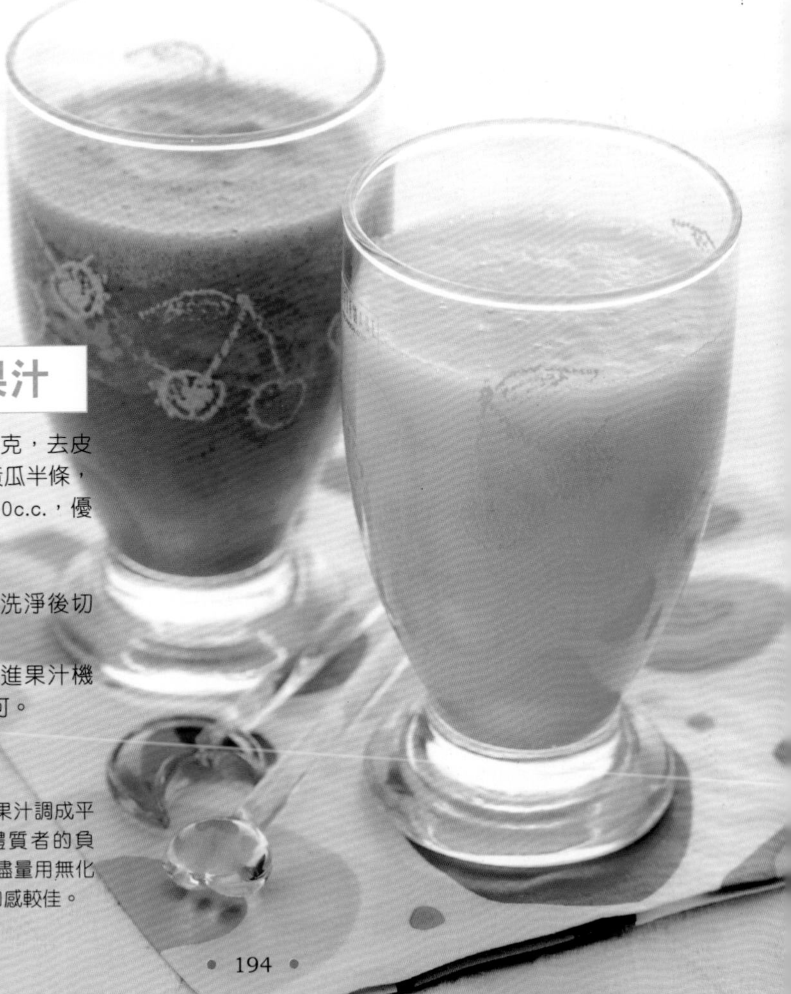

綜合蔬果汁

● 材料：胡蘿蔔50克，去皮鳳梨100克，小黃瓜半條，生薑20克，水150c.c.，優質代糖1大匙。

● 作法：

1. 將上述蔬果材料洗淨後切小塊。
2. 將所有材料全放進果汁機中，攪打成汁即可。

◎Dr.Chen小叮嚀：

薑性溫熱，加薑可將果汁調成平性，避免增加寒性體質者的負擔。胡蘿蔔與小黃瓜儘量用無化肥、無農藥栽種的，口感較佳。

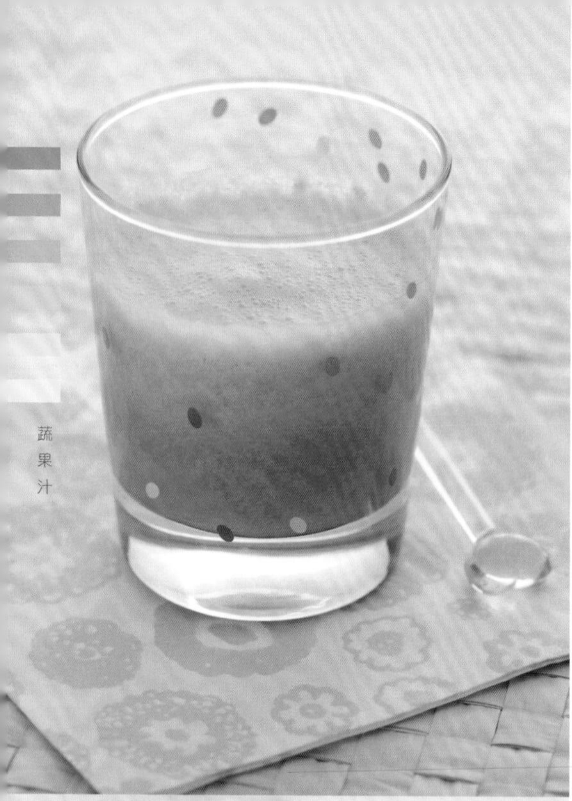

香蕉蘋果汁

● 材料：蘋果1顆，香蕉半根，檸檬1顆，水150c.c，優質代糖1大匙。

● 作法：

1. 將蘋果及檸檬洗淨、香蕉去皮後切小塊。
2. 將所有材料全放進果汁機中，攪打成汁即可。

◎Dr.Chen小叮嚀：

這杯果汁相當美味，酸甜可口，又高纖維，有助排便；喜歡酸一點的人可再多增加檸檬的用量（連皮打更營養喔！但注意檸檬皮不可以有農藥殘留）。

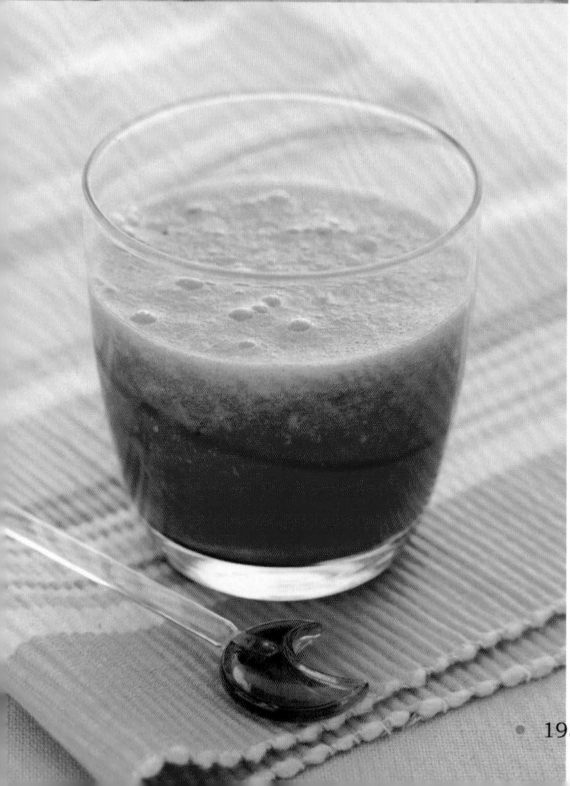

西瓜汁

● 材料：紅肉西瓜300克，生薑20克，水150c.c.，優質代糖1大匙。

● 作法：

1. 將西瓜去皮切小塊，請儘量保留白色果肉及西瓜籽。
2. 將所有材料全放進果汁機中，攪打成汁即可。

◎Dr.Chen小叮嚀：

西瓜屬於鹼化的水果，但西瓜性寒，因此寒性體質者，需要加薑將果汁調成平性，喜歡薑辣味的人可以再多加一點；若體質偏燥熱者，可以不加薑。西瓜籽具有清肺功效，建議不要將籽過濾。

涼拌類

活力陽光沙拉

● 材料：馬鈴薯2顆，胡蘿蔔50克，小黃瓜50克，蘋果50克，水煮雞蛋1顆，無蛋美奶滋1份。

● 作法：

1. 馬鈴薯及胡蘿蔔削皮，切小塊，放入鍋中蒸熟（馬鈴薯變軟即可）。
2. 取出馬鈴薯，將之搗成泥狀，放涼備用。
3. 將小黃瓜、蘋果切成小塊備用，水煮蛋剝殼，切碎備用。
4. 將作法1～3中的所有食材放入盆中，再加入無蛋美奶滋拌勻。
5. 最後在沙拉表面灑上碎蛋即可。

◎Dr.Chen小叮嚀：
這道沙拉可說是夏日最開味的一道菜，且老少咸宜，冰涼後食用風味最佳。建議您先將所有食材處理好再放入冰箱，待要食用時取出，再拌入沙拉與碎蛋。

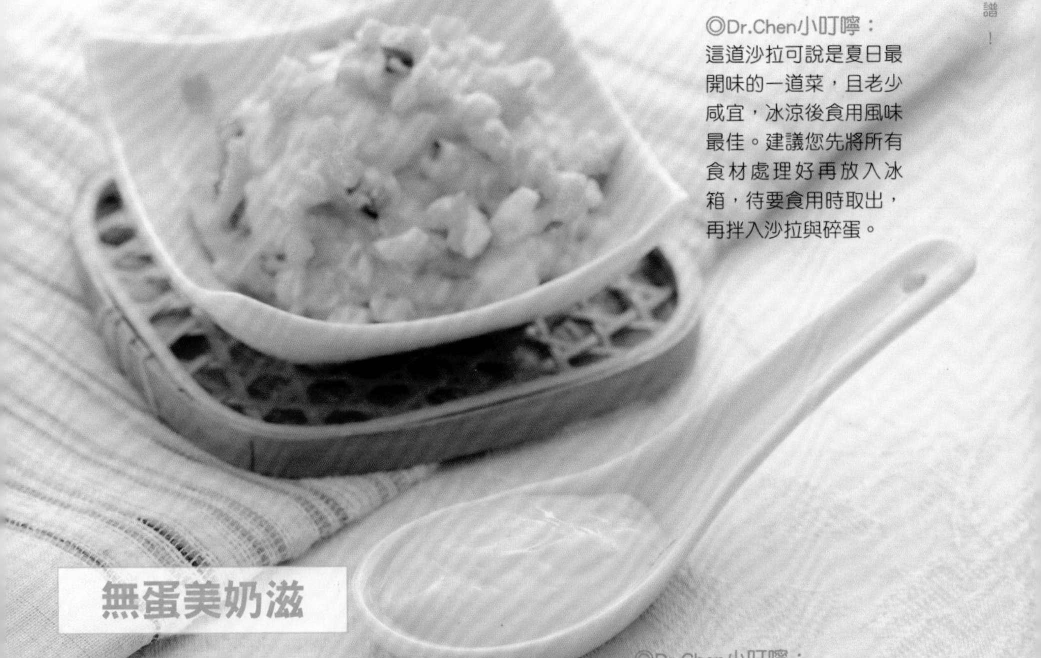

無蛋美奶滋

● 材料：豆腐1塊，未精製冷壓橄欖油或苦茶油100c.c.，陳年醋2大匙，優質代糖2大匙，岩鹽或湖鹽適量，胡椒粉少許。

● 作法：

1. 將豆腐切塊後放入果汁機中，再加入陳年醋、赤藻糖醇及少量橄欖油一起攪打。
2. 混合均勻後，再將剩餘的橄欖油或苦茶油加入攪打，直到呈糊狀。
3. 再加入適量的鹽及胡椒粉調味即可。

◎Dr.Chen小叮嚀：
市售的美奶滋成分為大量的沙拉油及生雞蛋，前者不算好油，後者擔心細菌污染，並不建議多吃。若改用上述作法，既健康又美味，不妨試試！由於天然釀造的陳年醋並不會很酸、赤藻糖醇亦不會很甜，因此若依此比例調出之口味太過清淡的話，可再依個人喜好調整添加。

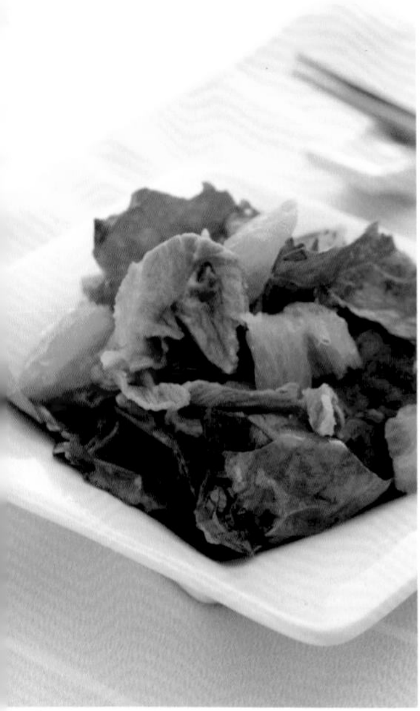

牛柳菠菜沙拉

● 材料：牛肉火鍋片100克，菠菜200克，柳橙3顆，梅子醋3大匙，未精製冷壓橄欖油或苦茶油3大匙，岩鹽或湖鹽適量，胡椒粉少許，米酒、蔥、薑各少許。

● 作法：

1. 將牛肉片放入用3杯水、米酒及少許蔥、薑的滾水中燙熟，變色後，並再次沸騰即撈起，放涼備用。
2. 將菠菜仔細清洗（最後一次請用開水沖過），撕成與肉片相同大小。
3. 柳橙洗淨、去皮，小心取出完整果肉。
4. 取出2～3瓣柳橙果肉擠汁，並加入所有調味料，再加入作法1～3中的所有食材，一起拌勻即可。

◎Dr.Chen小叮嚀：

這道菜中加入許多鹼化食物，尤其是梅子醋，是非常好的強鹼化食物，中和了牛肉的酸性，也是一道適合夏季使用的美白料理，愛美女性不妨試試！菠菜富含營養，尤其是鐵質，適合經常食用，但其為季節性蔬菜，非產季時可用其他蔬菜替代，如萵苣或其他深綠色生菜，一定要洗淨，並用冷開水沖洗過。

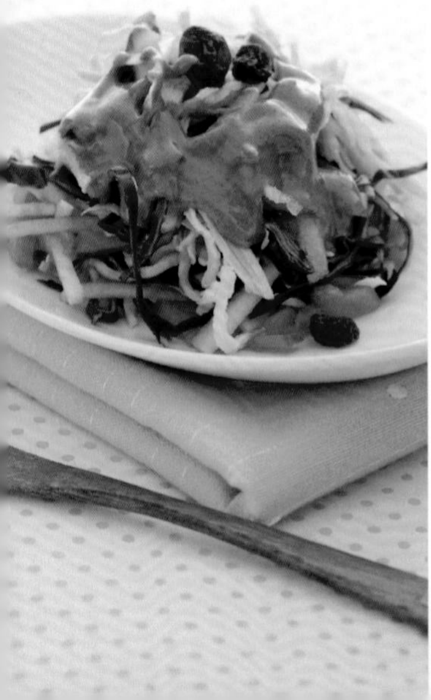

芝麻醬拌雞肉絲

● 材料：雞胸肉50克，南瓜120克，蘋果半顆，高麗菜及紫色高麗菜各1片，芝麻醬40克，蔭油1.5大匙，冷開水20c.c.，葡萄乾少許，岩鹽或湖鹽適量，米酒、蔥、薑各少許。

● 作法：

1. 將雞胸肉放入用3杯水、米酒及少許蔥、薑的滾水中燙熟，放涼後，撕成細絲備用。
2. 將南瓜切成長條狀並蒸熟，蘋果、2種高麗菜切成細絲備用。
3. 將芝麻醬、蔭油充分拌勻（若太乾，可加入適量開水拌勻），再將上述備用食材混勻盛盤。最後再灑上葡萄乾即可。

◎Dr.Chen小叮嚀：

這道菜中加入了許多鹼化食物，中和了雞肉的酸性，但並不建議使用過多的雞肉！高麗菜一定要切成細絲（尤其是紫色高麗菜），口感會更好、且風味絕佳，是一道老少咸宜的開胃菜。

涼拌黃豆牛蒡

● 材料：雞胸肉、黃豆各50克，牛蒡、胡蘿蔔、豆芽菜各30克，未精製冷壓苦茶油、陳年醋各1大匙，蔭油、優質代糖各1茶匙，岩鹽或湖鹽適量。

● 作法：

1. 黃豆先於前一晚洗淨並浸泡備用。
2. 將雞胸肉放入用3杯水、米酒及少許蔥、薑的滾水中燙熟，放涼後，撕成細絲備用。
3. 將牛蒡、胡蘿蔔切成細絲，與黃豆一起燙熟，瀝乾備用。
4. 將豆芽菜去根部，只留下白色長條，用開水沖過後備用。
5. 所有醬料均勻混合，並拌入上述所有備用食材，盛入容器即可。

◎Dr.Chen小叮嚀：
豆芽菜去除的根部請不要丟棄，可留下來煮湯或做其他烹調，亦可不去除。
此道菜清爽可口，口感豐富，也是一道夏日開胃菜。

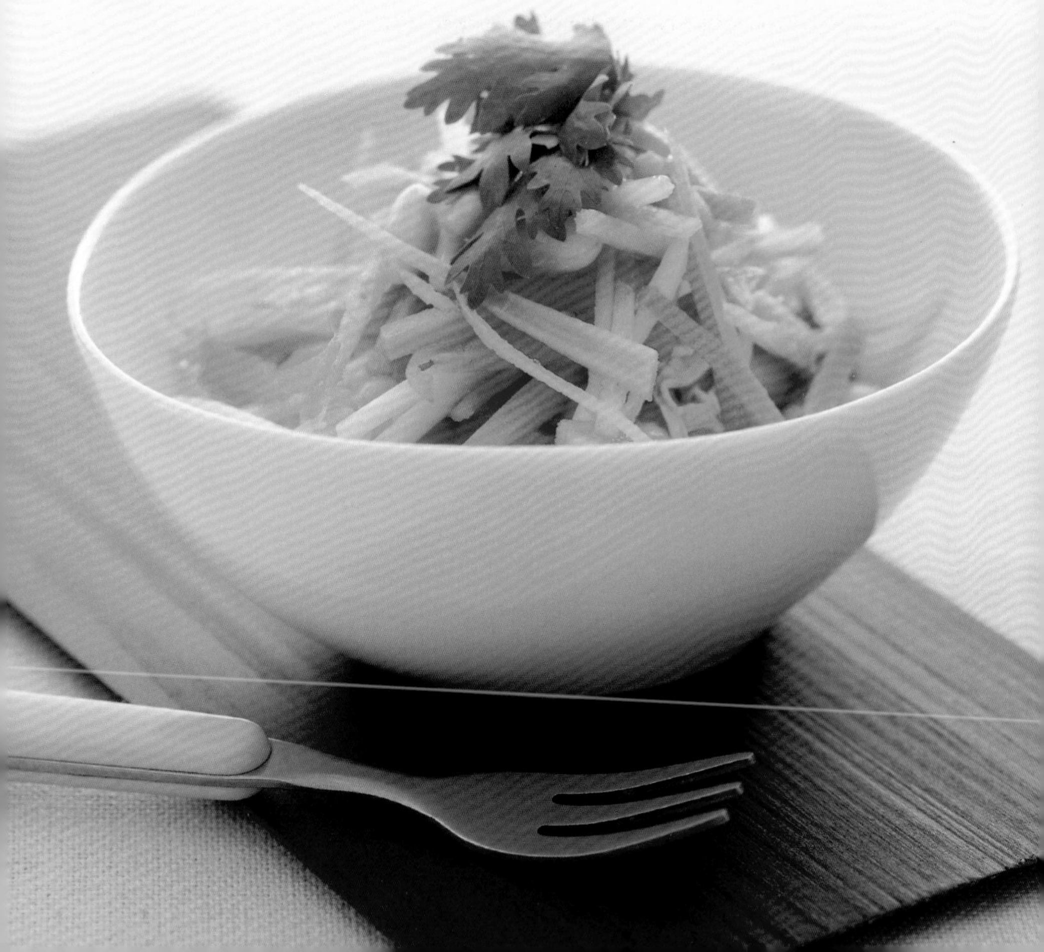

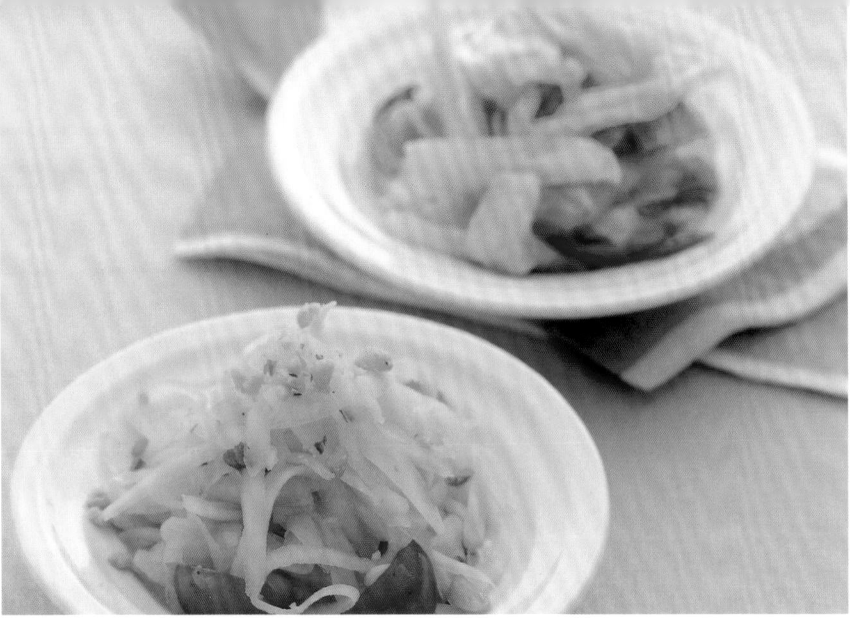

涼拌青木瓜

● 材料：青木瓜300克，小番茄4粒，檸檬1顆，碎花生30克，蒜頭4～5粒，紅辣椒1支，魚露1.5大匙，優質代糖2大匙。

● 作法：

1. 將青木瓜削皮、刨絲，小番茄切丁，蒜頭、紅辣椒切末備用。
2. 將蒜末、辣椒末、優質代糖、魚露放入碗中，再擠上檸檬汁調成醬汁。
3. 碗中放入青木瓜絲及番茄丁，再加入調好的醬汁，用手攪拌直到有湯汁產生即可。食用前再灑上碎花生。

◎Dr.Chen小叮嚀：

正統作法是將所有材料放在木缽裡搗勻，較易入味，有些作法會加入蝦米一起擣碎，以增加香味，但蝦米為酸化食物，不宜過多。青木瓜絲的處理也可先用一些鹽抓抹，稍微醃一下，使其出水軟化。但時間不宜過久，以免失去爽脆口感，並立即沖水去鹽，以免過鹹。

台式泡菜

● 材料：高麗菜350克，胡蘿蔔半條，蒜頭4～5粒，紅辣椒1支，陳年醋50克，優質代糖90克或適量，岩鹽或湖鹽約2大匙。

● 作法：

1. 將高麗菜一葉葉確實洗淨、過冷開水、瀝乾並撕成適當大小塊。
2. 再用約2大匙的鹽醃脫水，待出水或菜葉稍軟即可（約15分鐘）。
3. 胡蘿蔔切片，也用鹽稍微抓一下，蒜頭切末，紅辣椒切絲備用。將醋與優質代糖調勻備用。
4. 取一塑膠袋將所有材料置入，並使其充滿空氣，抓緊袋口搖動、混勻，冷藏一天即可。

◎Dr.Chen小叮嚀：

高麗菜也可用大白菜取代，一般台式泡菜的糖醋比例約為1：1，由於砂糖或冰糖皆為酸化食物，所以用赤藻糖醇來取代，其甜度約為蔗糖的70%，我將用量比例調成2：1，也可依喜好做增減，或改用甜菊，其甜度非常高，用量可大幅減少。高麗菜與胡蘿蔔要採用無農藥、化肥者，才會甘甜、健康。

熱食類

肉絲炒三色

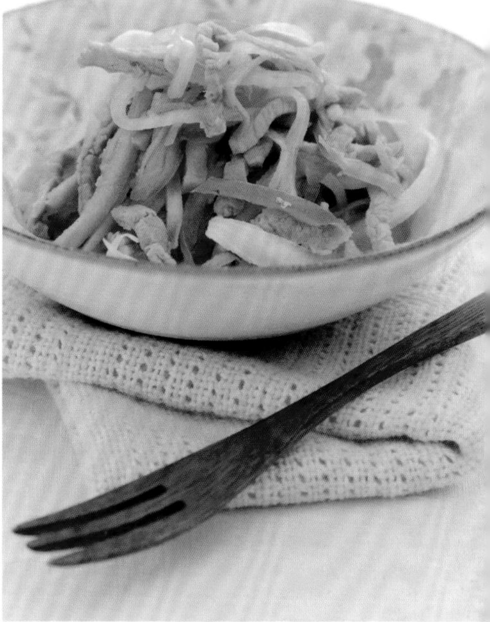

● 材料：豬肉60克，青椒60克，洋蔥60克，胡蘿蔔60克，未精製冷壓苦茶油1.5大匙，蒜頭2瓣，岩鹽或湖鹽適量。

● 作法：

1. 將青椒、洋蔥、胡蘿蔔、豬肉洗淨切絲，蒜頭切末備用。
2. 鍋中放入1/2大匙苦茶油，先將豬肉絲炒到快熟取出。
3. 倒入剩餘苦茶油，放進蒜末快速爆香，再放進豬肉絲、青椒絲、洋蔥絲、胡蘿蔔絲快炒一下、調味，即可盛盤。

◎Dr.Chen小叮嚀：

請選用冷壓好油來烹調，並注意勿超過其冒煙點（223℃）。肉只是調味，不必太多。蔬菜稍微殺青即可，不必炒到軟，以保留新鮮營養素。

碧玉花椰菜

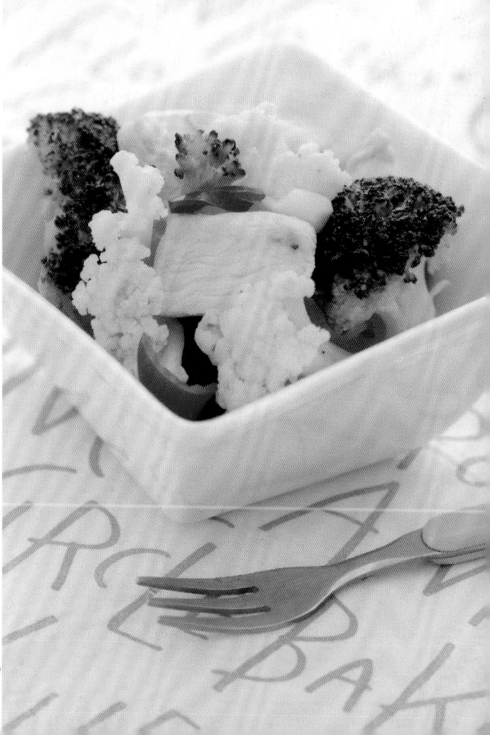

● 材料：青花菜150克，花椰菜150克，未精製冷壓椰子油1.5大匙，蒜頭2瓣，雞肉60克，紅辣椒少許，水100c.c.，岩鹽或湖鹽適量。

● 作法：

1. 二種花椰菜洗淨切塊，並用沸水汆燙備用。
2. 雞肉切丁、蒜頭切片、紅辣椒切斜片備用。
3. 冷鍋中倒入冷壓椰子油（請用中火），加入蒜片及雞丁快速拌炒，加水。
4. 將花椰菜放入鍋中水炒一會，調味。
5. 起鍋前，再灑上紅辣椒即可。

◎Dr.Chen小叮嚀：

冷壓椰子油的香味非常迷人，搭配花椰菜烹煮別有一番風味，但切記冷壓椰子油不適合高溫及長時間烹煮，請小心火候控制，且一定要加水來降低溫度。

絲瓜蛤蜊

● 材料：絲瓜1條，蛤蜊150克，未精製冷壓苦茶油1大匙，蒜頭2瓣，生薑1小塊，岩鹽或湖鹽適量，米酒適量。

● 作法：

1. 絲瓜洗淨、去皮，切成4公分長條狀，蒜頭切末，生薑切絲備用。
2. 鍋中倒入苦茶油，將蒜末稍微爆香，將絲瓜放入拌炒一會兒，蓋上鍋蓋燜煮。
3. 待絲瓜變軟、微出水，將蛤蜊放進拌勻，再蓋上鍋蓋燜煮。
4. 待蛤蜊殼打開即可調味，並加入米酒，灑上薑絲即可。

◎Dr.Chen小叮嚀：
絲瓜在烹煮過程中無需加水，只要受熱均勻或改用中小火，以燜煮方式即可將原汁逼出，再加上蛤蜊湯汁，使這道菜只需加少許鹽即非常鮮美。蛤蜊味道鮮美，重點在調味，不必加太多。蒜頭爆香不可太久，以維持白色為原則，不可變黃變焦。

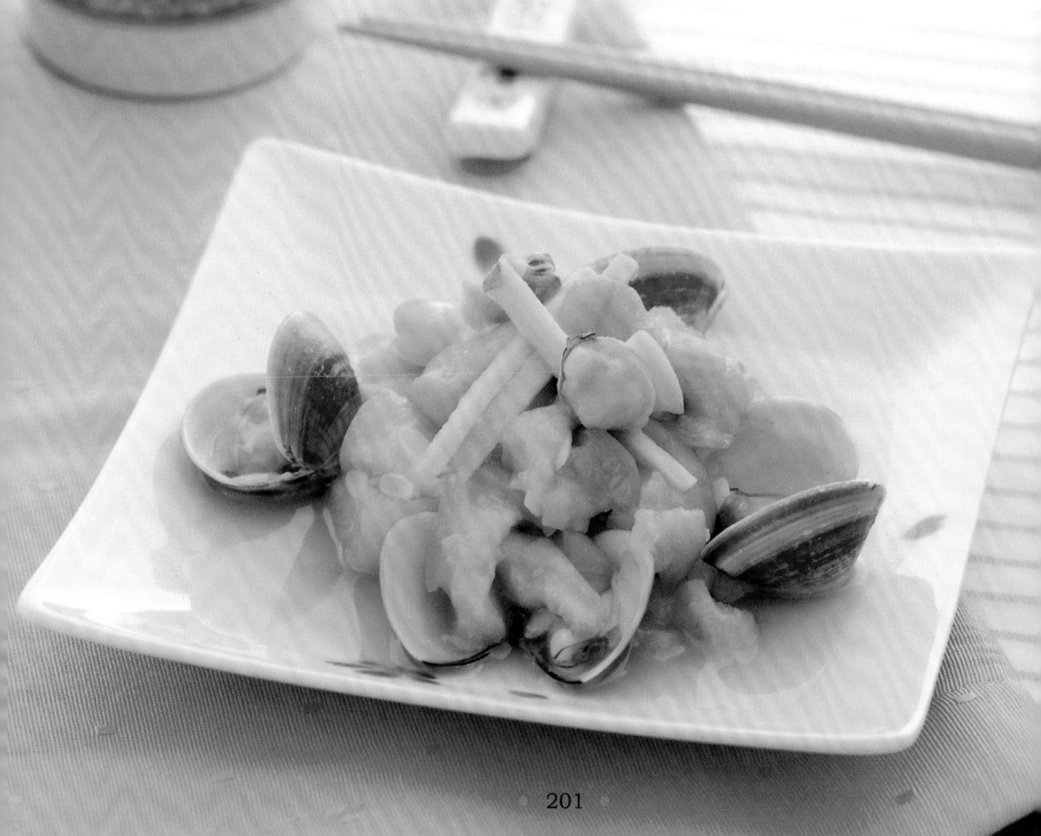

三鮮菇

● 材料：鮮香菇6朵，秀珍菇100克，杏鮑菇100克，竹筍片60克，豬肉50克，胡蘿蔔30克，蒜頭2瓣，蔥1支，未精製冷壓苦茶油1.5大匙，蔭油1.5大匙，岩鹽或湖鹽適量，米酒少許。

● 作法：

1. 將三種菇、胡蘿蔔及竹筍洗淨，並切成適當大小。
2. 豬肉切成片狀，用少許米酒及鹽調味，醃一會兒。
3. 將蒜頭切末，放入油鍋稍微爆香後，加入豬肉輕炒，並依序加入胡蘿蔔、竹筍、三種菇一起拌炒（可加入少量水），再加以調味。
4. 起鍋前，再將斜切的蔥段加入快炒即可。

◎Dr.Chen小叮嚀：
菇類含有非常豐富的營養素及多醣體，也是很好的鹼化食物，對人體的好處相當多，非常適合經常食用。此道菜中的菇類選擇，可依個人喜好做不一樣的搭配組合。蒜頭爆香不可太久，以維持白色為原則，不可變黃變焦。

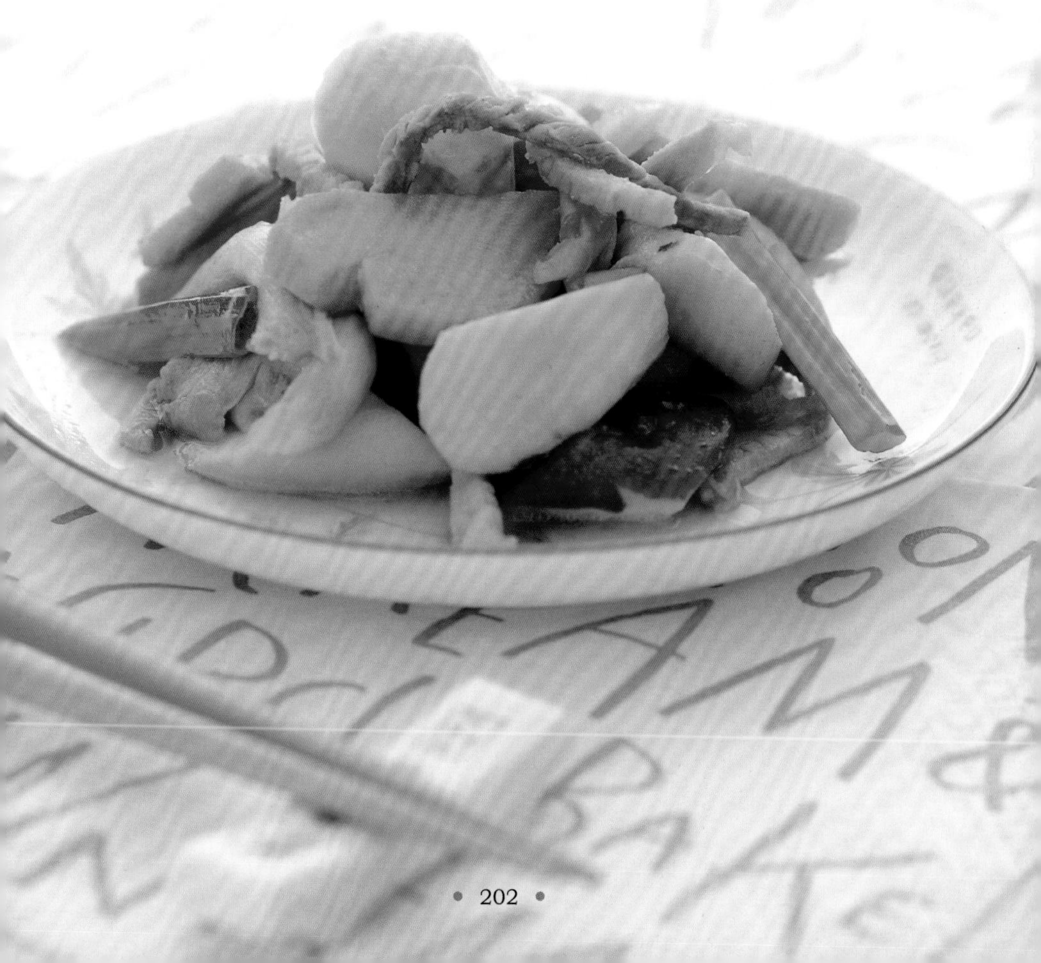

熱湯類

干貝海帶絲湯

● 材料：海帶絲50克，干貝5粒，豆腐2塊，生薑2片，蔥1支，水1000c.c.，岩鹽或湖鹽適量，米酒、香油各少許。

● 作法：

1. 將海帶絲用水浸泡，洗淨，切成一口大小，干貝用水浸泡，豆腐切塊，薑片切絲，蔥切成蔥花備用。
2. 將水倒入鍋中，並放入干貝煮一會兒，再將海帶絲、豆腐放進同煮，加入少許米酒。
3. 起鍋前，灑上蔥花及薑絲，等再次沸騰，滴少許香油即可。

◎Dr.Chen小叮嚀：
海帶絲屬於強鹼化食物，我非常推薦想調整酸性體質的人多多食用，海帶絲亦可用海帶芽取代。

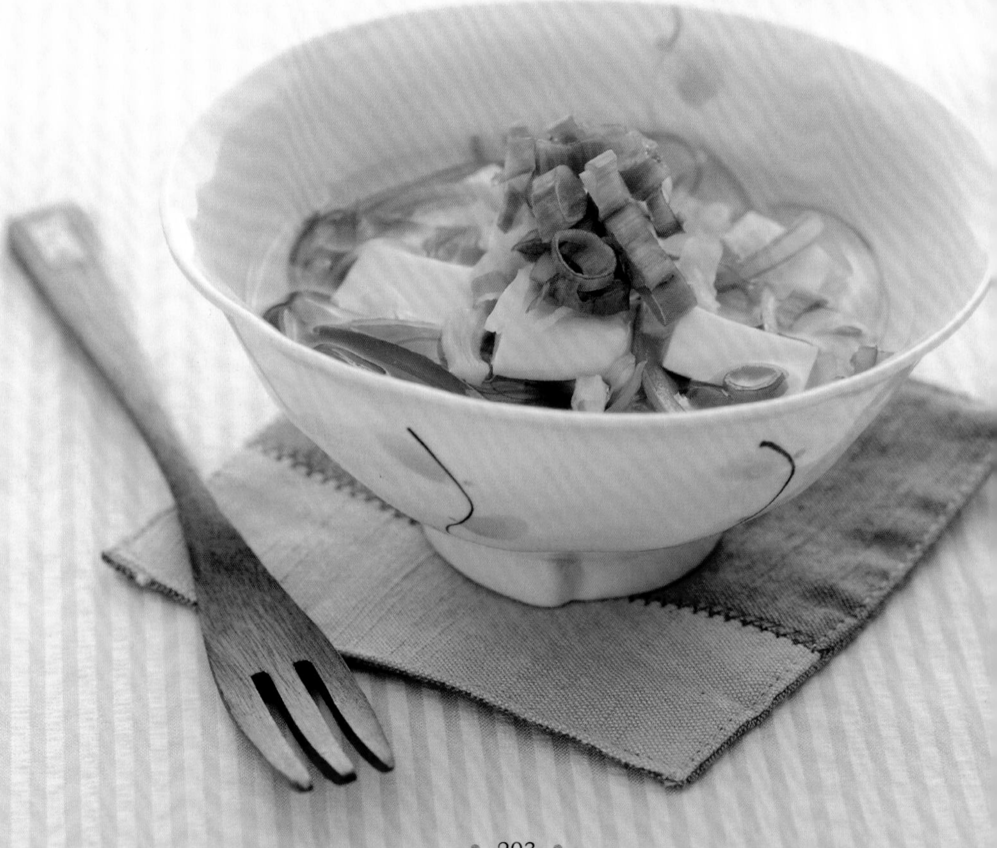

番茄蛋花湯

● 材料：番茄2顆，雞蛋2粒，鮮香菇3朵，大蒜1支，水1000c.c.，岩鹽或湖鹽適量，香油少許。

● 作法：

1. 將番茄及大蒜洗淨，番茄切塊，大蒜斜切段，鮮香菇切塊，打蛋花備用。
2. 將水倒入鍋中煮開，放入番茄、鮮香菇塊及大蒜段，用中小火煮約10分鐘。
3. 調味，起鍋前再打入蛋花，滴入少許香油即可。

◎Dr.Chen小叮嚀：
大蒜越多越好，可增強免疫力，尤其適合感冒的人服用；而雞蛋只建議用煮湯、蒸蛋、和水煮蛋的方式料理，不建議炒也不適合煎。

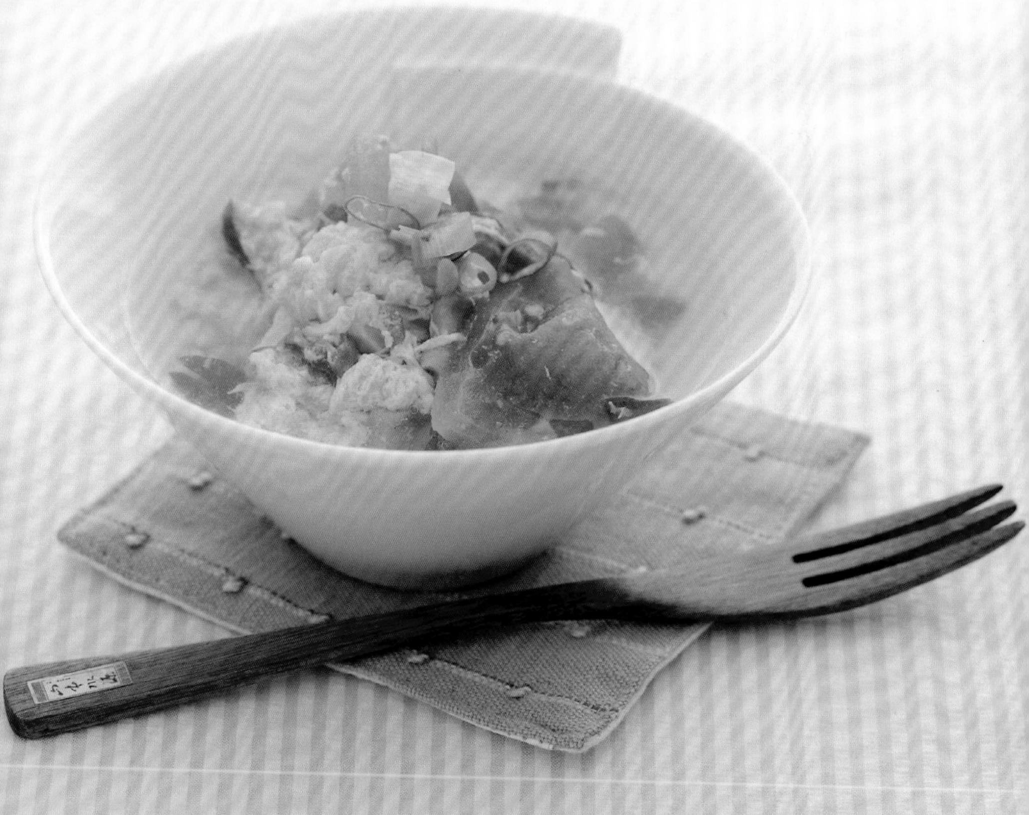

◎Dr.Chen小叮嚀：
鯛魚可改為豬肉片或貢丸代替，以變換口味。但鯛魚、豬肉、貢丸都是酸化食物，不宜使用過多。

筍菇魚片湯

● 材料：竹筍150克，生香菇3朵，鯛魚60克，薑2片，水1000c.c.，岩鹽或湖鹽適量，米酒、香油各少許。

● 作法：

1. 將竹筍、生香菇、鯛魚切片，薑片切絲備用。
2. 將水倒入鍋中，放入筍片及香菇片煮約10分鐘。
3. 放入薑絲、鯛魚片，待再次煮沸且鯛魚變白即可調味。
4. 起鍋前，加入少許米酒及香油即可。

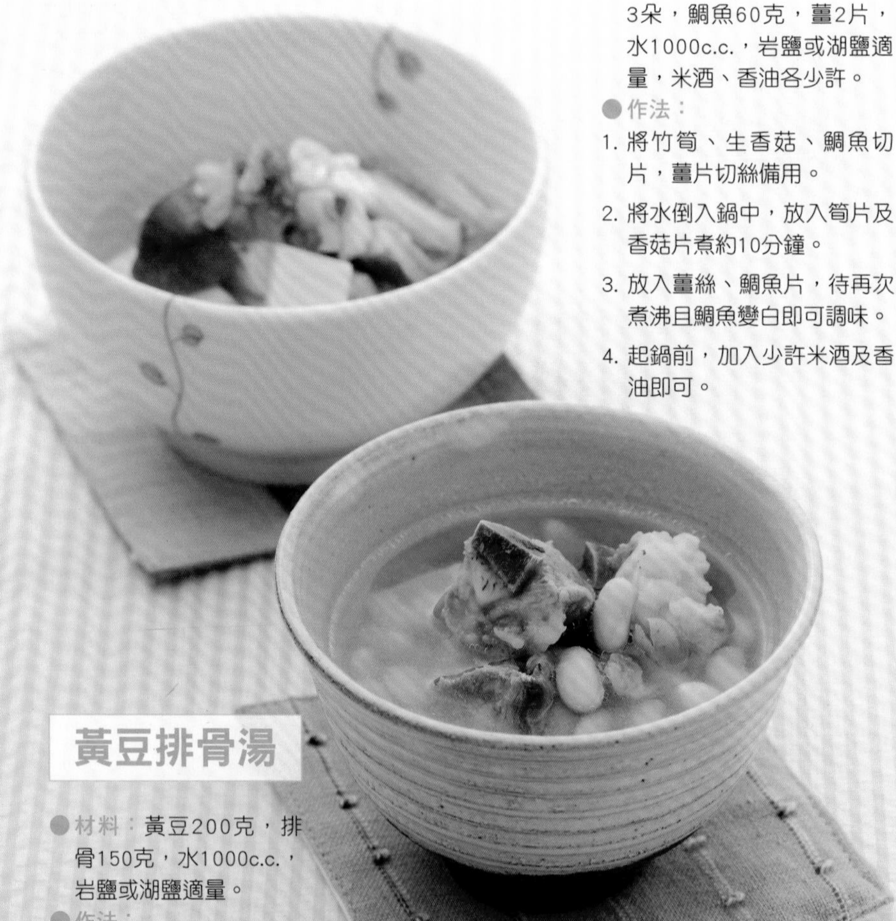

黃豆排骨湯

● 材料：黃豆200克，排骨150克，水1000c.c.，岩鹽或湖鹽適量。

● 作法：

1. 黃豆先於前一晚洗淨並浸泡備用。
2. 將排骨用滾水氽燙後撈起，再用冷水洗淨。
3. 將水倒入鍋中，並將黃豆、排骨用中小火慢慢熬煮約20～30分鐘，調味即可。

◎Dr.Chen小叮嚀：
排骨是酸化食物，目的在於熬煮湯頭，不宜使用過多。此道湯中的黃豆份量不少，吃完會很有飽足感，因此可減少米飯的攝取。由於黃豆已於前一晚先浸泡過，可縮短烹調時間，若想要吃更軟一點的黃豆，可於作法3後放入燜燒鍋中，直到熟透即可。

點心類

紅棗木耳湯

● 材料：紅棗40克，銀耳（白木耳）40克，蓮子40克，水1500c.c.，優質代糖5大匙或適量。

● 作法：

1. 將白木耳泡軟去硬蒂、洗淨，並撕成適當大小、紅棗去籽備用。
2. 鍋中放入水、紅棗、蓮子煮沸後，轉中小火熬煮約40分鐘。
3. 加入白木耳稍煮，即可加優質代糖調味。

◎Dr.Chen小叮嚀：

此為養生甜品，冷熱皆可，老少咸宜。本甜品可選用赤藻糖醇或異麥芽寡糖。這兩種優質代糖幾乎無熱量，且不會引起蛀牙，也不會影響免疫力，但最大缺點是甜度大約只有蔗糖的70%，所以用赤藻糖醇或異麥芽果糖來調味，可能需加較多的量，或搭配一點點甜菊。甜菊目前在台灣還無法當商品來販售，在國外有。選購請注意，品質越好的甜菊萃取物越無苦味。有人在家種植甜菊，摘幾片葉子加入甜湯中，也是天然健康調味法。

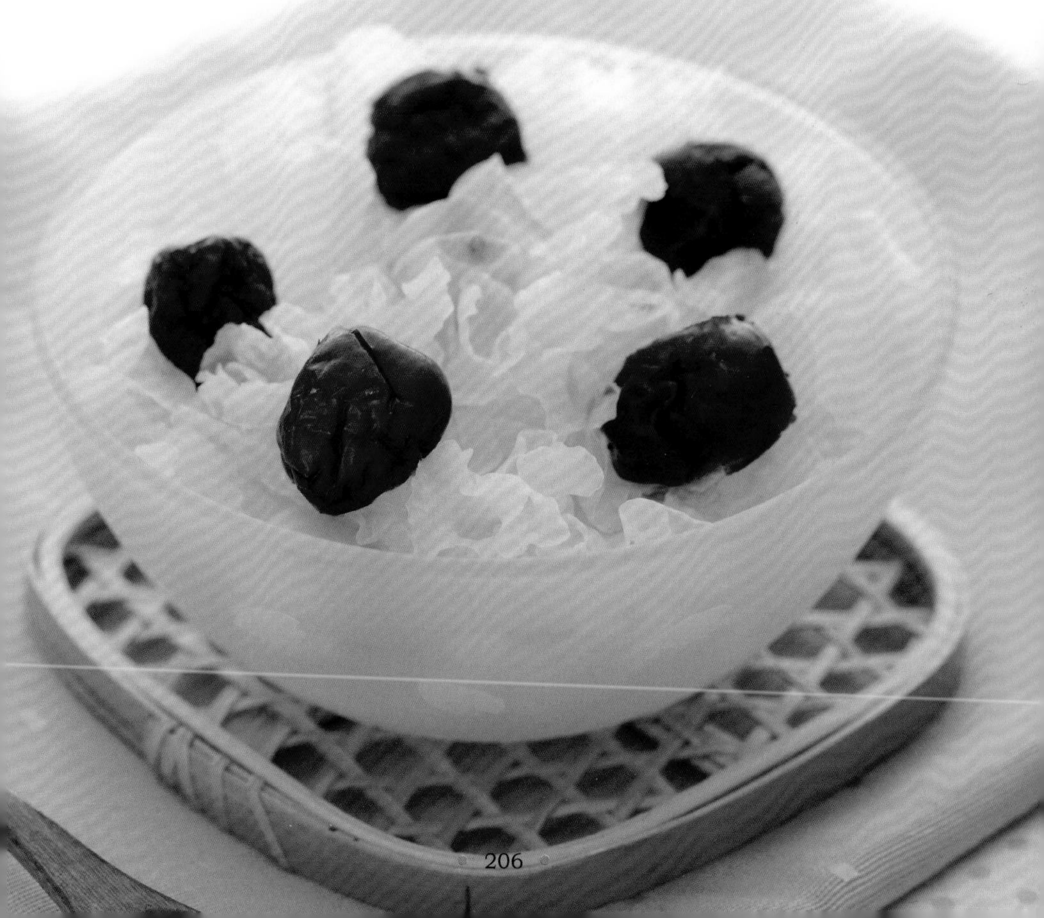

紅豆豆花湯

● 材料：豆漿450c.c.，洋菜1.5克（或見包裝說明換算），水90c.c，熟紅豆60克。

薑汁黑糖水：薑泥1～2大匙，黑糖40克，水200c.c.

● 作法：

1. 將洋菜與水90c.c煮溶。
2. 再加入熱豆漿均勻攪拌、放涼，即成豆花。
3. 鍋中倒入水200c.c.與黑糖熬煮，直到黑糖溶解，再放進薑泥，再次沸騰即熄火。
4. 將豆花以薄片方式取下，加上熟紅豆，再淋上薑汁黑糖水即可。

◎Dr.Chen小叮嚀：

自製豆花無添加任何化學物質；紅豆可除濕、補血、也算是鹼化食物。黑糖富含礦物質與營養，是一道健康又美味的甜品。

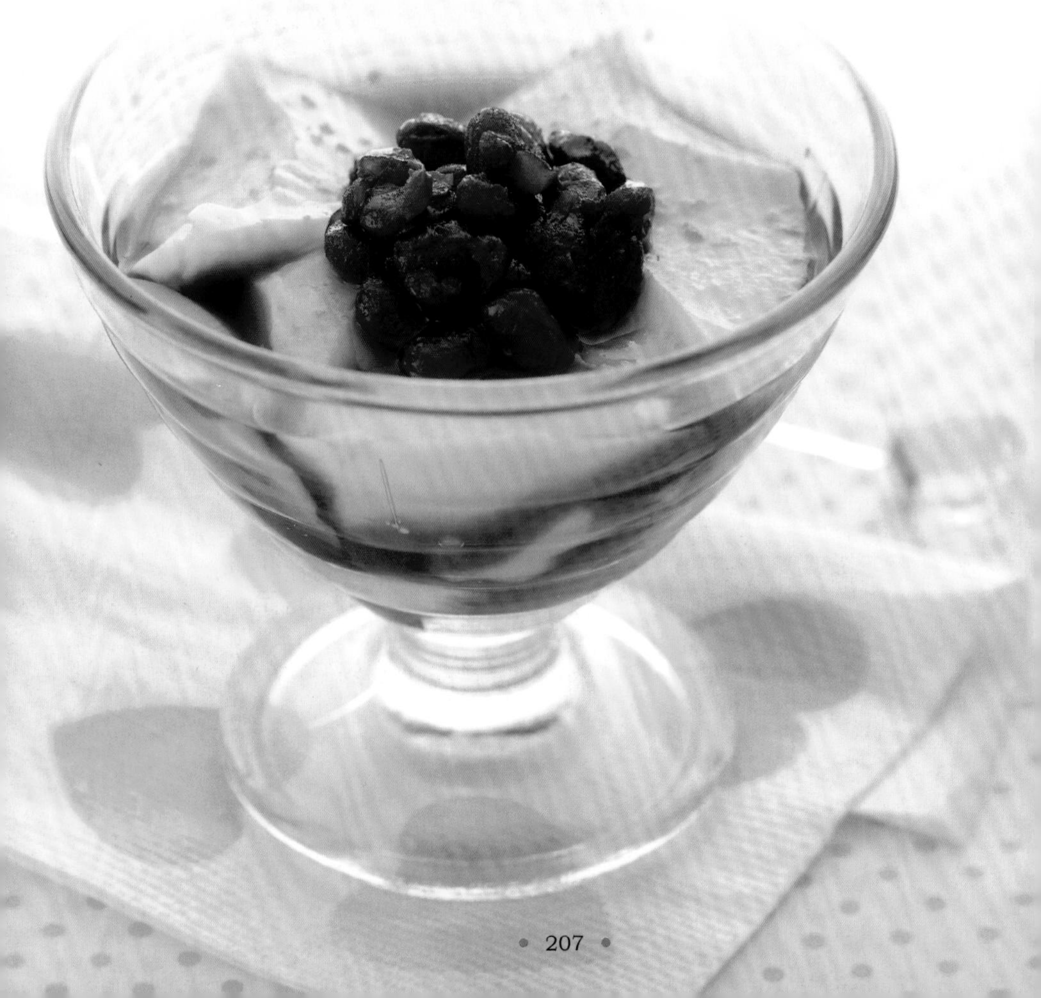

●國家圖書館出版品預行編目資料

pH7.2 解開你的體質密碼／陳俊旭作
--初版 --台北市：三采文化，2008〔民97〕
冊：公分 . --（三采健康館：14）
ISBN 978-986-6716-86-7〔平裝〕

1. 健康法 2.酸鹼平衡

411.1 97012069

特別
美台

■有鑑於個人健康情形因年齡、性別、病史和特殊情況而異，建議您，若有任何不適，仍應諮詢專業醫師之診斷與治療建議為宜。

suncolor 三采出版集團

三采健康館 14

pH7.2 解開你的體質密碼

作者｜陳俊旭
主編｜郭玫禎
文字編輯｜邱明珠
執行編輯｜鄭微宣
責任編輯｜黃迺淳
美術編輯｜許靜薰
插畫｜奇藝果創意設計（黃雅琪）
封面設計｜藍秀婷

出版人｜張輝明
總編輯｜曾雅青
著作權顧問｜葉茂林
發行所｜三采文化出版事業有限公司
地址｜台北市內湖區瑞光路513巷33號8樓
傳訊｜TEL:8797-1234 FAX:8797-1688
網址｜www.suncolor.com.tw
郵政劃撥｜帳號：14319060
戶名：三采文化出版事業有限公司
本版發行｜2008年9月15日
定價｜NT$280